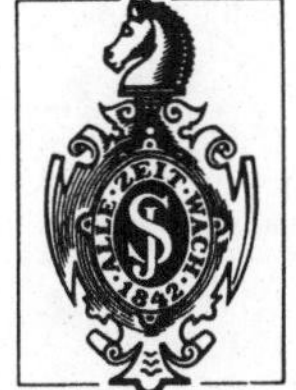

G. Jakse J. Wolff (Hrsg.)

Endokrine Therapie des fortgeschrittenen Prostatakarzinoms

Mit 27 Abbildungen und 17 Tabellen

Springer-Verlag
Berlin Heidelberg New York
London Paris Tokyo
Hong Kong Barcelona
Budapest

Prof. Dr. med. Gerhard Jakse Dr. med. Johannes Wolff
Urologische Klinik
Medizinische Fakultät der RWTH Aachen
Pauwelsstraße 30, W-5100 Aachen

1. nationales Enantone® Symposium, Düsseldorf, 15.02.1991

ISBN-13:978-3-642-76867-5

Die Deutsche Bibliothek – CIP-Einheitsaufnahme
Endokrine Therapie des fortgeschrittenen Prostatakarzinoms / G. Jakse; J. Wolff (Hrsg.).
Berlin; Heidelberg; New York; London; Paris; Tokyo; Hong Kong; Barcelona;
Budapest: Springer, 1992
ISBN-13:978-3-642-76867-5 e-ISBN-13:978-3-642-76866-8
DOI: 10.1007/978-3-642-76866-8
NE: Jakse, Gerhard; Wolff, Johannes [Hrsg.]

Satz: Mitterweger Werksatz GmbH, Plankstadt

21/3130-5 4 3 2 1 0 – Gedruckt auf säurefreiem Papier

Inhaltsverzeichnis

Einführung
G. Jakse 1

Epidemiologische und morphogenetische Aspekte des Prostatakarzinoms –
G. Dhom und H. Bonkhoff 3

Transrektaler Ultraschall der Prostata –
J. M. Wolff und G. Jakse 17

Prostataspezifisches Antigen –
M. P. Wirth 23

Computertomographie (CT) und Magnetresonanztomographie (MRT) in der Diagnostik des Prostatakarzinoms –
G. Adam 35

Wirkungsmechanismen von LHRH-Analoga –
L. Kiesel und B. Runnebaum 43

Worin besteht die galenische Innovation bei Enantone® Monats-Depot? –
R. Hübner 53

Hormonkinetik bei Suppression mit Enantone® Monats-Depot –
A. Schilling 67

Experience with Leuprorelin Acetate
as a Depot Formulation for Prostate Cancer
in a Long-Term Follow-Up Study –
A. O'Brien, R. Grainger, and M. R. Butler ... 73

Multicenter-Studie
mit Enantone® Monats-Depot –
Langzeitverlaufskontrolle –
P. Fornara ... 91

Schlußwort –
G. Jakse ... 101

Mitarbeiterverzeichnis

Adam, G., Dr. med.
Klinik für Radiologische Diagnostik der RWTH Aachen, Pauwelsstr. 30, W-5100 Aachen

Bonkhoff, H., Dr. med.
Pathologisches Institut der Universität des Saarlandes, W-6650 Homburg/Saar

Butler, M. R., Dr. med.
The Meath Hospital, Heytesbury Street, Dublin 8, Ireland

Dhom, G., Prof. Dr. med.
Tumorzentrum der Universitätskliniken des Saarlandes, W-6650 Homburg/Saar

Fornara, P., Dr. med.
Urologische Klinik der Medizinischen Universität zu Lübeck, Ratzeburger Allee 160, W-2400 Lübeck

Grainger, R., Dr. med.
The Meath Hospital, Heytesbury Street, Dublin 8, Ireland

Hübner, R., Dr. med.
Medizinisch-Wissenschaftliche Abteilung der Fa. Takeda Pharma GmbH, Viktoriaallee 3–5, W-5100 Aachen

Jakse, G., Prof. Dr. med.
Urologische Klinik der Medizinischen Fakultät
der RWTH Aachen, Pauwelsstr. 30,
W-5100 Aachen

Kiesel, L., Dr. med.
Universitäts-Frauenklinik Heidelberg,
Voßstr. 9, W-6900 Heidelberg 1

O'Brien, A., Dr. med.
The Meath Hospital, Heytesbury Street,
Dublin 8, Ireland

Runnebaum, B., Dr. med.
Universitäts-Frauenklinik Heidelberg,
Voßstr. 9, W-6900 Heidelberg 1

Schilling, A., Prof. Dr. med.
Abteilung für Urologie im Städtischen Krankenhaus
München-Bogenhausen, Englschalkinger Str. 77,
W-8000 München 81

Wirth, M. P., Prof. Dr. med.
Urologische Klinik und Poliklinik
der Universität Würzburg, Josef-Schneider-Str. 2,
W-8700 Würzburg

Wolff, J. M., Dr. med.
Urologische Klinik der Medizinischen Fakultät
der RWTH Aachen, Pauwelsstr. 30,
W-5100 Aachen

Einführung

G. Jakse

Das metastasierte Prostatakarzinom ist anfänglich in einem hohen Prozentsatz einer antiandrogenen Therapie zugänglich. Dieses Prinzip wird seit Jahrzehnten in der Behandlung genutzt. Obwohl dadurch die Heilung nur sehr selten möglich ist, wird für viele Patienten über mehrere Jahre eine signifikante Besserung der Lebensqualität erzielt. Waren in den früheren Jahren die Orchiektomie und die Östrogentherapie die Pfeiler unserer antiandrogenen Behandlung, so wurden durch die Einführung der LHRH-Agonisten und der Antiandrogene neue Behandlungswege aufgezeigt. Es bleibt abzuwarten, inwieweit dadurch wesentliche Fortschritte in der Behandlung des metastasierten Prostatakarzinoms erzielt werden.

Epidemiologische und morphogenetische Aspekte des Prostatakarzinoms

G. Dhom und H. Bonkhoff

Das Prostatakarzinom nimmt unter den männlichen Krebstodesfällen in vielen Ländern den 2. Platz hinter dem Lungenkrebs ein. Im Saarländischen Krebsregister sind 7,6% der Krebstodesfälle dem Prostatakarzinom zuzurechnen. Es hat jetzt den Magenkrebs überholt (Abb. 1). Weltweit ist ein steigender Trend der Inzidenz zu beobachten. Im Saarländischen Krebsregister haben wir zwischen 1970 und 1975 einen Anstieg von 20/100000 auf jetzt 30 (1986), gerechnet nach der Weltstandardbevölkerung, gehabt. In den letzten 10 Jahren ist diese Inzidenz in etwa gleich geblieben.

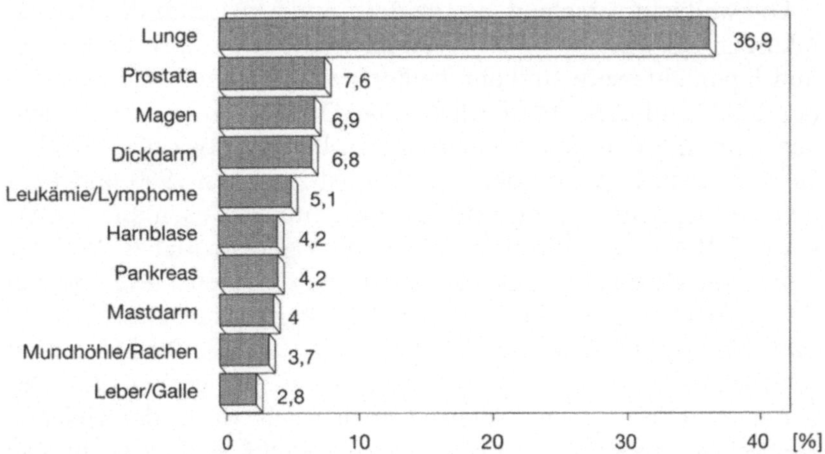

Abb. 1. Prozentuale Verteilung der Sterbefälle an bösartigen Neubildungen – Männer 1986 (Saarländisches Krebsregister)

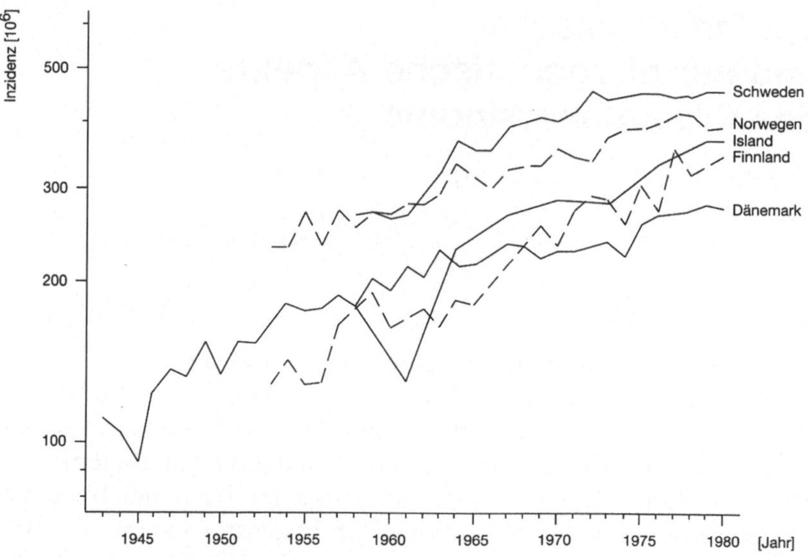

Abb. 2. Ansteigende Inzidenz des Prostatakarzinoms in den nordischen Ländern seit 1945 (Aus Hakulinen et al. [5])

Besonders deutlich sind die Steigerungsraten, wenn man von den 50er Jahren ausgeht – wie dies in den skandinavischen Ländern zu beobachten ist (Abb. 2).

Die weltweit verschiedene Inzidenz und Mortalität des Prostatakarzinoms wird bei einem Vergleich zwischen unserer Region und Japan einerseits und der weißen und schwarzen Bevölkerung der USA andererseits deutlich. Die Diskrepanz zwischen dem Saarland und den japanischen Ziffern beträgt etwa das 10fache. Bei fast allen Populationen der Welt ist zwischen 1960 und 1975 eine jährliche Steigerungsrate zu beobachten gewesen. Sie betrifft sowohl Regionen mit hoher wie niedriger Inzidenz: Bei der schwarzen Bevölkerung der USA liegt sie zwischen 2 und 3 %, bei der chinesischen und japanischen Bevölkerung auf Hawaii sogar zwischen 6 und 7 %. In Japan liegt sie um 2 % [17]. Die bekannten ethnischen Differenzen haben sich dabei nur gering einander genähert. Dies wird vor allem dort deutlich, wo in der gleichen Region verschiedene Populationen gemischt sind, z.B. in San Francisco oder in Los Angeles. In diesem Zusammenhang ist es interessant, auch das latente Prostatakarzinom in den Regionen mit verschiedener Inzidenz und Mortalität zu betrachten. Bekanntlich kann der Pathologe bei eingehender Aufarbeitung etwa bei jedem 3. verstorbenen Mann nach dem 45. Lebensjahr ein – lebenslang – latent gebliebenes Prostatakarzinom finden. Bei strikt gleicher Methodik kann man das latente Karzinom bei verschiedenen Bevölkerungen vergleichend untersuchen, etwa bei der weißen und schwarzen Bevölkerung von New Orleans (Tabelle 1). In Japan ist eine deutliche Zunahme des latenten Prostatakarzinoms gefunden worden [16]; die Rate latenter Karzinome entspricht dort jetzt der Häufigkeit, wie wir sie in unserer eigenen Bevölkerung sehen (Tabelle 2). Interessant ist die Zunahme des sog. infiltrierenden Typs, also eines geringer differenzierten Karzinoms mit erhöhter Wachstumstendenz. Es besteht wohl kein Zweifel, daß dieser Wandel innerhalb von 2 Jahrzehnten auf Promotorfaktoren zurückgeführt werden muß, die uns noch weitgehend unbekannt sind.

Tabelle 1. Inzidenzrate und latentes Karzinom in New Orleans (Louisiana) (Nach Guileyardo et al. [5])

	weiße Bevölkerung	schwarze Bevölkerung
Inzidenzrate	54/100 000	98/100 000
Latentes Karzinom	29 %	31 %
Infiltrativer Typ 60–69 Jahre	35.5 %	63.6 %

Tabelle 2. Alterskorrigierte Häufigkeit des latenten Prostatakarzinoms in Japan in 2 Beobachtungsperioden (Nach Yatani et al. [16])

Histologie	1965–1979 n = 576	1982–1986 n = 660	Signifikanz
Alle Fälle	22,5 %	34,6 %	p = 0,0001
Infiltrativer Typ	9,8 %	17,8 %	p = 0,0001
Nichtinfiltrativer Typ	12,7 %	16,8 %	p = 0,45

Mit Hilfe analytisch-epidemiologischer Methoden wird in den letzten 20 Jahren intensiv nach Risikofaktoren des Prostatakarzinoms gefahndet. Die Androgenabhängigkeit des Tumorwachstums ist eindeutig. Bei Kastraten oder bei endokriner Testesinsuffizienz entwickelt sich kein Prostatakarzinom. Die erheblichen ethnischen Differenzen weisen auf genetische Faktoren hin. Inwieweit Einflüsse des Lebensstils, des Sexualverhaltens oder der Ernährung von Bedeutung sind, konnte bisher in Fall-Kontrollstudien nicht eindeutig geklärt werden. Die Problematik solcher Fall-Kontrollstudien liegt nicht zuletzt darin, daß von den Interviewern Sachverhalte bei den alten Herren erfragt werden müssen, die Jahrzehnte zurückliegen. Vor wenigen Monaten sind 3 Studien aus den USA, aus Kanada und Japan publiziert worden, die ausschnittsweise demonstriert werden sollen.

Die amerikanische Studie [13] belegt ein familiäres Risiko, das auch schon in früheren Arbeiten gefunden wurde (Tabelle 3). Bemerkenswert ist das stark erhöhte Risiko, wenn in der Verwandtschaft 1. und 2. Grades ein Prostatakarzinom auftritt. Das Beobachtungsgut betrifft hier fast ausschließlich Weiße. Darin sind auch 29 Familien mit mehr als 3 Prostatakrebsfällen enthalten. Die Autoren halten es jedoch für noch nicht erlaubt, endgültige Schlüsse über das Gewicht genetischer versus exogener Determinanten zu ziehen. Aus ihren Befunden ergibt sich jedoch, daß Männer mit familiärer Belastung ein mindestens doppelt so hohes Risiko haben, an Prostatakrebs zu erkranken, gegenüber Männern ohne familiäres Risiko.

Tabelle 3. Relatives Prostatakarzinomrisiko (Nach Steinberg et al. [13])

Familiengeschichte	relatives Risiko
betroffene Verwandte	
1. Grades	2,0
2. Grades	1,7
1. und 2. Grades	8,8
nur Vater	2,0
nur Bruder	1,9
Vater und Bruder	2,7

Die kanadische Studie [3] zeigt, daß ethnische Differenzen auch innerhalb der weißen Bevölkerung Kanadas zu beobachten sind. Die ukrainische Gruppe hat signifikant niedrigere Raten als Kanadier britischer oder französischer Abstammung oder als deutsche Einwanderer.

Einfacher zu messen ist der Familienstand. In einigen Studien haben Singles ein erhötes, in anderen ein erniedrigtes Risiko (Übersicht bei Dhom [2]). Die neuen Studien aus Kanada [3] und Japan [11] zeigen ein gering erhöhtes Risiko für nie Verheiratete, das in der kanadischen Studie – bei freilich geringer Fallzahl – Signifikanz erreicht.

Interessant ist in der kanadischen Studie der signifikante Trend zu einem verminderten Risiko bei später erster Heirat. Die japanische Studie belegt diesen Befund nicht. Geht man davon aus, daß der Androgenstoffwechsel die Manifestation des Prostatakarzinoms beeinflußt und daß ein Zusammenhang zwischen der Androgenproduktion und der sexuellen Aktivität bestehen sollte, so ist natürlich die epidemiologische Analyse des Sexuallebens von Interesse. Die soeben publizierte japanische Studie [11] exerziert dies in extenso. Eine frühe puberale Entwicklung, mehrere Sex-Partner vor der Heirat bzw. mehr als 3 Sex-Partner während des Lebens führen erstaunlicherweise zu einem *verringerten* Prostatakarzinomrisiko. Dagegen erhöht eine spätere hohe Koitusfrequenz in der 3. und 4. Lebensdekade das Risiko. Prostatakarzinompatienten haben schließlich in dieser japanischen Studie noch häufiger eine morgendliche Erektion als die Kontrollen. Die Autoren glauben, daß eher eine verzögerte Entwicklung und die Repression der Sexualität als Risiko für das Prostatakarzinom zu gelten haben. Dies stimmt mit ähnlichen früheren Kalkulationen [6] überein.

Einige ökologische und Fall-Kontrollstudien zur Korrelation zwischen dem Fett- und Proteingehalt der Ernährung und dem Prostatakarzinomrisiko haben bekanntlich positive Ergebnisse erbracht, speziell für Japan und die asiatischen Populationen von Hawaii. In einigen Studien ist auch ein erhöhtes Körpergewicht positiv mit dem Risiko für Prostatakarzinom korreliert (Übersicht bei Dhom [2]). Einen völlig gegensätzlichen Befund zeigt die kanadische Studie: Hier sinkt das Risiko mit zunehmendem Körpergewicht. Keine Korrelation besteht dagegen mit der

Körpergröße. Eine Interpretation dieses Befundes wird nicht gegeben.

Nach wie vor sind leider die analytisch-epidemiologischen Beiträge zum Risiko des Prostatakarzinoms eher verwirrend – wenn wir die möglichen Einflüsse des Lebensstils in den Blick nehmen. Unstrittig ist jedoch das genetische Risiko. Dies sollte auch in der Praxis zur Intensivierung der Krebsfrüherkennung bei familiärer Belastung führen.

Im Gegensatz zu dem noch schwankenden Bild der Epidemiologie sind unsere Kenntnisse über die *Morphogenese* des Prostatakarzinoms in den letzten Jahren gewachsen.

Präneoplasie oder Dysplasie

Auch das invasiv wachsende Prostatakarzinom muß ein präinvasives Vorstadium haben. Tatsächlich findet man in der unmittelbaren Nachbarschaft eines banalen Karzinoms ungemein häufig die originären Prostatadrüsen langstreckig mit einem atypischen, mehrreihigen Epithel ausgekleidet. Die Kerne sind vergrößert, sie liegen unregelmäßig, und vermehrt sind papilläre Einfaltungen zu sehen. Der spezifische Marker des sekretorischen Prostataepithels – PSA – ist positiv. Die Kerne haben – wie beim Prostatakarzinom – große Nukleolen (Abb. 3). Oft geht normales Prostataepithel abrupt in das dysplastische Epithel über.

Zur praktisch-klinischen Bedeutung unseres Befundes einige wenige Feststellungen:

1) Wir verwenden nach dem Vorschlag von McNeal den Ausdruck Dysplasie nur im *zytologischen* Sinn bei einem atypischen intraduktalen Kernmuster. Dabei sollten nur diejenigen schweren Kernatypien gewertet werden, die man in gleicher Ausprägung auch in manifesten Karzinomen sieht.
2) Der Befund ist in Prostatae mit manifestem Karzinom in über 80 %, in karzinomfreien Prostatae aber immerhin auch in über 40 % nachweisbar [8–10].
3) Dysplastische Herde haben bevorzugt die gleiche Lokalisation in der Außendrüse der Prostata wie das manifeste Karzinom.

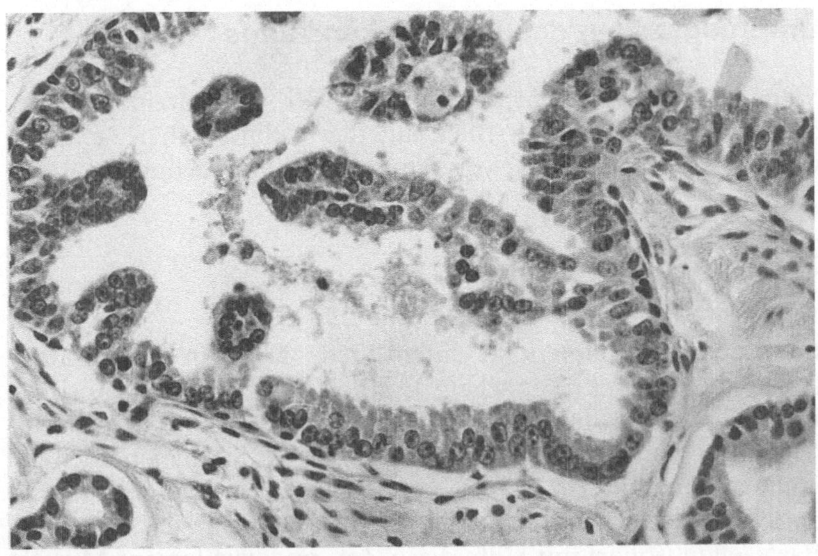

Abb. 3. Dysplasie des Prostataepithels. Deutlich vergrößerte Zellkerne mit z.T. großen Nukleolen. H.E.

4) Die dysplastischen Veränderungen müssen als prämaligne Läsionen angesehen werden. Werden sie in bioptischem Material gefunden, ohne daß zugleich ein invasives Karzinom nachweisbar ist, muß intensiv nach einem manifesten Karzinom gesucht werden, eventuell mit Wiederholung der Biopsie. Eine darüber hinausgehende therapeutische Konsequenz ergibt dieser Befund jedoch nicht.
5) Bei der Bewertung dieser zweifellos prämalignen dysplastischen Läsionen muß man sich stets vor Augen führen, daß latente Karzinome in jeder 3. Prostata nach dem 50. Lebensjahr gefunden werden können. Im Resektat einer benignen nodulären Hyperplasie finden wir in 12–15 % ein inzidentes Karzinom. Damit haben die so häufigen dysplastischen Epithelveränderungen der Prostata eine wesentlich geringere praktische Bedeutung als z.B. schwere Epithelatypien in der Harnblase oder an der Portio.

Ursprungszellen des Prostatakarzinoms

Wenn wir von der Morphogenese des Prostatakarzinoms sprechen, müssen wir einen Blick auf die 3 epithelialen Zelltypen werfen, die wir normalerweise in der Prostata vorfinden:

1) Die sekretorischen Drüsenzellen;
2) Die Basalzellen;
3) Die endokrinen Zellen.

Es bestehen fundamentale Unterschiede zwischen den Basalzellen und dem sekretorischen Epithel. Nur das sekretorische Epithel enthält saure Prostataphosphatase und Prostata-spezifisches Antigen. Die Basalzellen sind negativ. Sie haben auch ein völlig anderes Intermediärfilament-Muster, das dem des Plattenepithels entspricht: Immunhistochemisch lassen sich daher die Basalzellen isoliert mit Hilfe dieses Intermediärfilament-Musters darstellen [15] (Abb. 4). Der in den Basalzellen positive Marker ist im sekretorischen Epithel negativ. Das gewöhnliche Prostatakar-

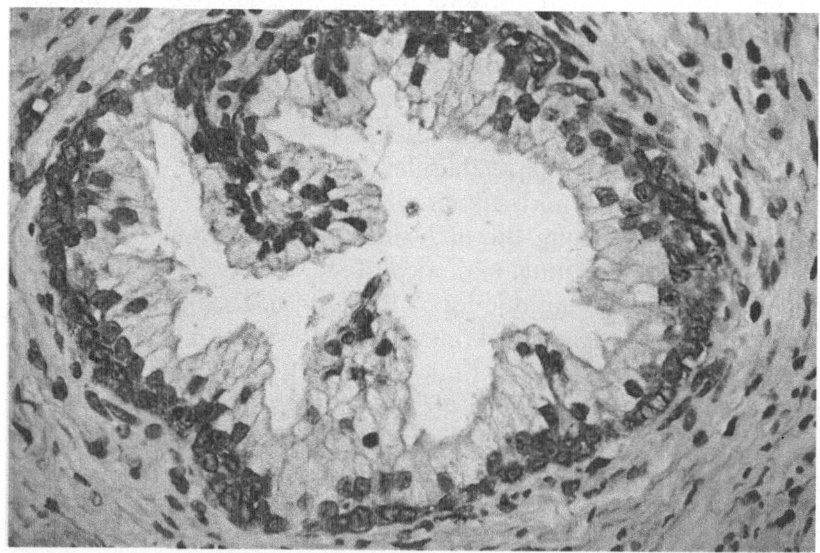

Abb. 4. Immunhistochemische Darstellung der Basalzellen: Intermediärfilamente vom Typ des Stratum corneum

zinom verhält sich immunhistochemisch ganz wie das sekretorische Epithel. PSA, SPP und Intermediärfilament-Muster entsprechen diesem sekretorischen Epithel.

Interessanterweise ist auch die Hormonrezeptor-Ausstattung different. Das Prostataepithel zeigt ein duales Rezeptormuster: Der Androgenrezeptor ist nur im sekretorischen Epithel, nicht in den Basalzellen zu finden, wie die Gruppe um Schroeder aus Rotterdam vor kurzem gezeigt hat [12]. Wir haben nachgewiesen, daß die Basalzellen – wie auch die Stromazellen – den Östrogenrezeptor enthalten, nicht aber das sekretorische Epithel. Man sieht dies sowohl mit dem sog. ER-ICA-Test wie auch beim Nachweis des sog. östrogenassoziierten Proteins ER-D5 [14].

Dieses dualistisch angelegte Rezeptorsystem der Prostata paßt einerseits zu den modernen Befunden zur Pathogenese der benignen Hyperplasie wie auch zu dem bekannten Befund nach Östrogentherapie des Prostatakarzinoms: Das sekretorische Epithel atrophiert unter der Blockade der Testosteronsekretion. Die östrogenabhängigen Basalzellen aber proliferieren und entwickeln eine Plattenepithelmetaplasie.

Im Gegensatz zum gewöhnlichen Prostatakarzinom ist das seltene adenoid-zystische Karzinom der Prostata ein Basalzellkrebs. Er ist Östrogenrezeptor-positiv.

Die Rolle der endokrinen Zellen in der Prostata, die schon Feyrter in seinem Helle-Zellen-System beschrieben hatte, ist bis heute unklar. Sie kommen disseminiert im normalen Drüsenepithel vor und produzieren in erster Linie Serotonin (Abb. 5). Erst mit Hilfe der Immunhistochemie haben wir gelernt, daß Zellen des endokrinen Typs ein regelmäßiger Bestandteil auch des gewöhnlichen Prostatakarzinoms sind. Dabei fällt auf, daß ihr Anteil mit zunehmender Entdifferenzierung des Karzinoms steigt. Dies führte uns zu der Frage, welchen Anteil die endokrinen Zellen am Wachstum des Prostatakarzinoms haben könnten. Überraschend hat sich herausgestellt, daß die endokrinen Zellen selbst nicht zur Wachstumsfraktion des Karzinoms gehören: Stellt man die endokrinen Zellen in einer Doppelmarkierung zusammen mit dem Proliferationsmarker Ki 67 dar, der alle Zellen erkennt, die zur Wachstumsfraktion gehören, dann sieht man, daß niemals eine endokrin differenzierte Zelle im Zellkern den Proliferationsmarker trägt. Oft gruppieren sich aber die endokrinen Zellen um

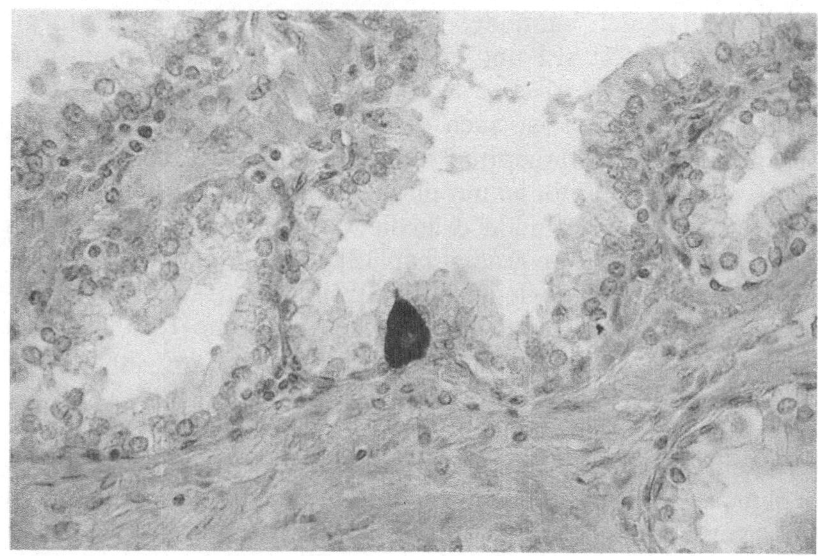

Abb. 5. Immunhistochemische Darstellung einer endokrinen Zelle im Prostataepithel: Serotoninnachweis

die Ki 67-positiven Tumorzellen herum (Bonkhoff et al., im Druck [1]). Dies paßt zu der Vermutung DI SANT'AGNESEs, daß die endokrin differenzierten Tumorzellen eine parakrine, tumorwachstumsfördernde Funktion ausüben könnten.

Basalmembranen beim Prostatakarzinom

Uns allen ist geläufig, daß jedes Epithel vom Stroma durch eine Basalmembran abgegrenzt ist. Im Prinzip gilt dies auch für das Prostataepithel. Die immunhistochemische Darstellung der Basalmembrankomponenten ist hier aber viel schwieriger als z.B. am Drüsenepithel der Mamma. Zunächst fällt uns auf, daß diese Basalmembran immer wieder kleine Lücken aufweist. Epithel und Bindegewebe grenzen dann unmittelbar aneinander. Man erwartet nun, daß es beim Karzinom zu einer Zerstörung der Basalmembranen kommt. Wir sehen genau das Gegenteil: Überall da, wo Tumorzellverbände mit dem Stroma in Kontakt stehen, bildet sich eine deutliche Basalmembran aus. Sogar einzelne Zellen oder

Zellgrüppchen werden von solchen zweifellos tumorassoziierten Basalmembranen eingeschlossen. Stromafreie Tumorverbände, wie wir sie in kribriformen Karzinomen sehen, bilden keine Basalmembranen im Inneren ihrer Strukturen aus.

Die ausgeprägte Fähigkeit auch niedrig differenzierter Prostatakarzinome zur Basalmembranbildung führt uns zu der Erkenntnis, daß ein invasives Tumorwachstum in der Prostata nicht am Nachweis oder Fehlen einer Basalmembran gemessen werden kann. Wir haben es hier offenbar mit einer besonderen Tumor-Stroma-Beziehung zu tun, wie wir sie von anderen Organen in dieser Form nicht kennen. Offenbar ist das Prostatakarzinom auch in immunologischer Hinsicht ein Ausnahmefall: Praktisch nie finden wir in der Umgebung von Tumorzellkomplexen eine reaktiv-entzündliche Infiltration. Die ausgeprägte Fähigkeit zur Bildung von Basalmembranen scheint dies zu verhindern. Übrigens bewahren die Tumorzellen auch in der Metastase diese Fähigkeit zur Basalmembranbildung.

Unsere Befunde stehen nicht im Gegensatz zu den elektronenmikroskopisch gewonnenen Ergebnissen von Kastendieck et al. [8], die die Zerstörung solcher Basalmembranen demonstrieren. Aufbau und Zerstörung von Basalmembranmaterial müssen als ein stetig fortlaufender Prozeß gesehen werden. Beim Prostatakarzinom dominiert aber offenbar die Fähigkeit zur Basalmembranneubildung.

Wir haben gesehen, daß das Prostatakarzinom sehr viele verschiedene Aspekte hat. Es wurden hier nur sehr wenige herausgegriffen, die z.T. neue Einsichten vermitteln, aber auch neue Fragen aufwerfen. Es bleibt noch viel zu tun.

Diskussion

Frage: Gibt es Vorstellungen über Interaktionen zwischen Stroma und Epithel, die eventuell in der Pathogenese des Prostatakarzinoms eine Rolle spielen könnten?

G. Dhom: Man muß sich ja darüber klar sein, daß der Aufbau und der Abbau von Basalmembranen auch von tumorbedingten, also von den Tumorzellen initiierten Basalmembran-Neubildungen ein ständiger Prozeß ist. Natürlich wird auch Basalmembranmaterial abgebaut und auf diese Weise der Invasion Vorschub geleistet. Aber daß hier dabei der Aufbau so stark überwiegt, das hat uns doch sehr beeindruckt. Und es ist offenbar so: Nur da, wo Kontakt zwischen der Tumorzelle und dem Stroma ist, bilden sich Basalmembranen. Die Prostatakarzinomzelle wird von ihrer eigenen Basalmembran eingehüllt. Offenbar verhindert das eine Aggressivität des Stromas gegenüber der Prostatakarzinomzelle. Sie scheint eine Art von Schutzwall aufzubauen. Das ist reine Hypothese, was ich jetzt sage. Aber es drängt sich dieser Eindruck auf. Was das aber letztlich bedeutet, das müssen wir weiter untersuchen, das wissen wir nicht.

Frage: Sehen Sie Unterschiede morphologischer Art beim Primärtumor und bei den Metastasen?

G. Dhom: Im großen und ganzen, kann man dazu sagen, besteht morphologisch eine Übereinstimmung zwischen dem Primärtumor und der Metastase. Natürlich sind viele dieser Karzinome ja multiform gebaut, und da gibt es gelegentlich auch einen Strukturwandel. Aber im großen und ganzen besteht Übereinstimmung.

Frage: Bei der Vielfalt der histologischen Befunde interessiert natürlich den praktisch tätigen Urologen die Konsistenz des Prostatakarzinoms. Wir wissen, daß ein Karzinom holzhart sein soll, aber es gibt eben auch andere Karzinome, die palpatorisch nicht eindeutig einzuordnen sind.

G. Dhom: Zur makroskopischen Konsistenz: Es ist völlig richtig, das *adenoid*-zystische Karzinom wächst knollig und ist eigentlich klinisch nicht typisch für ein Prostatakarzinom. Aber es ist extrem selten. Für die anderen Karzinome kann ich das mit dieser Sicherheit nicht sagen, und es fällt mir sogar schwer, woher die harte Konsistenz des Krebsknotens in der Prostata kommt, nachdem keine besonderen Stromaproliferationen stattfinden. Den Scirrhus, den wir in der Mamma tasten, den gibt es in der Prostata kaum; es gibt ja kaum eine Stromareaktion, was vielleicht auch eben mit den Basalmembranen etwas zu tun hat, und so ist diese enorme Verdichtung für uns noch eine offene Frage; ich kann sie nicht befriedigend beantworten.

Frage: Wir unterscheiden theoretisch hormonsensible und hormonresistente Karzinomzellen. Können Sie uns vom Morphologischen Hilfen anbieten?

G. Dhom: Es hat sich jetzt insofern bestätigt, als die Schrödersche Gruppe in Rotterdamm mit Hilfe immunhistochemischer Darstellung des Androgenrezeptors zeigen kann, daß ca. 80% der Prostatakarzinome, wenn auch in unterschiedlicher Menge, den Androgenrezeptor haben und daß es von vornherein Karzinome gibt, die ihn nicht haben. Es kann natürlich ebenso sein, daß im Verlaufe des Wachstums oder der Metastasierung sich Klone herausbilden, die den Rezeptor nicht haben und daher nicht mehr hormonsensibel sind.

Frage: Zurückkommend auf die intraepitheliale Neoplasie: Ist das zytologisch ein Problem, d.h. wenn eine Aspirationszytologie gemacht wird, ist es möglich, daß diese intraepitheliale Neoplasie dann vom Zytologen als Krebs fehldiagnostiziert wird?

G. Dhom: Das muß eigentlich so sein. Denn die Charakteristika dieser intraduktalen Zellatypien sind die der Krebszelle. Da gibt es keinen Unterschied in der Gestalt.

Frage: Würde das bedeuten, daß man, um ganz sicher zu gehen, dann noch eine Stanzbiopsie machen muß?

G. Dhom: Ich meine, wenn Sie klinisch vom Tastbefund und vom Sonogramm den Befund eines Prostatakarzinomherdes haben und sie bekommen vom Zytologen den positiven Befund, dann würde beides zusammen sicher ausreichen, um weitere therapeutische Schritte einzuleiten. Aber es ist natürlich richtig, wenn sie das 100%ig wissen wollen, ist die Stanze das Sicherere.

Frage: Ich glaube, die Frage können wir derzeit nicht lösen. Aber es sollte doch einen Gedanken wert sein, wenn man einen zytologischen Befund bekommt, der Krebszellen nachweist, daß diese auch von einer intraepithelialen Neoplasie kommen können. Woraus vielleicht erst in 20 Jahren das manifeste Karzinom resultiert.

G. Dhom: Das ist richtig. Dem muß man zustimmen!

Literatur

1. Bonkhoff H, Wernert N, Dhom G, Remberger K (in press) Relation of endocrine-paracrine cells to cell proliferation in normal, hyperplastic and neoplastic human prostate. Prostate
2. Dhom G (1990) Epidemiology of hormone-depending tumors. In: Voigt KD, Knabbe C (eds) Endocrine dependent tumors. Raven Press, New York, pp 1–42
3. Fincham ShM, Hill GB, Hanson J, Wijayasinghe CH (1990) Epidemiology of prostatic cancer: a case control study. Prostate 17: 189–206
4. Guileyardo JM, Johnson WD, Welsh RA, Akazaki K, Correa P (1980) Prevalence of latent prostate carcinoma in two US-populations. J Natl Cancer Inst 65: 311–316
5. Hakulinen T, Andersen AA, Malker B, Pukkala E, Schon G, Tulinius H (1986) Trends in cancer incidence in the nordic countries. The nordic cancer registries. Munksgaard, Copenhagen
6. Holman CDJ, James JR, Segal MR, Armstrong BK (1981) Recent trends in mortality from prostate cancer in male populations of Australia and England and Wales. Br J Cancer 44: 340–348
7. Kastendieck H (1980) Correlations between atypical primary hyperplasia and carcinoma of the prostate. Path Res Pract 168: 366–387
8. Kastendieck H, Altenähr E, Burchardt P (1974) Zur Ultrastruktur der Tumor-Stroma-Beziehungen im Prostatakarzinom. Z Krebsforsch 81: 85–100
9. Kovi J, Mostofi FK, Heshmat MY, Enterline JP (1988) Large acinar atypical hyperplasia and carcinoma of the prostate. Cancer 61: 551–561
10. McNeal JE, Bostwick DG (1986) Intraductal dysplasia: a premalignant lesion of the prostate. Hum Pathol 17: 64–71
11. Oishi K, Okada K, Yoshida O, Yanabe H, Ohno Y, Hayes RB, Schröder FH, Boyle P (1990) A case-control study of prostatic cancer in Kyoto, Japan: sexual risk factors. Prostate 17: 269–280
12. Ruizeveld de Winter JA, Trapman J, Brinkmann AO, Boersma WJA, Mulder E, Schroeder FH, Claassen E, van der Kwast ThH (1990) Androgen receptor heterogeneity in human prostatic carcinomas visualized by immunohistochemistry. J Pathol 161: 329–332
13. Steinberg GD, Carter BS, Beary TH, Childs B, Walsh PC (1990) Family history and the risk of prostate cancer. Prostate 17: 337–350
14. Wernert N, Seitz G (1991) Prostatic cancer immunohistochemistry of steroid hormone receptors. Curr Top Pathol 83: 475–494
15. Wernert N, Seitz G, Goebbels R, Dhom G (1986) Immunohistochemical demonstration of cytokeratins in the human prostate. Pathol Res Pract 181: 668–674
16. Yatani R, Shiraioshi T, Nakakuki K, Kusano J, Tokanari H, Hayachi T, Stemmermann GN (1988) Trends in frequency of latent prostate carcinoma in Japan from 1965–79 to 1982–96. JNCJ 80: 683–687
17. Zaridze DG, Boyle P, Smans M (1984) International trends in prostatic cancer. Int J Cancer 33: 223–230

Transrektaler Ultraschall der Prostata

J. M. Wolff und G. Jakse

Seit der ersten klinischen Anwendung von Watanabe 1971 [9] ist der transrektale Ultraschall (TRUS) der Prostata insbesondere seit Einführung der 7 MHz-Schallköpfe stetig verbessert worden.

Voraussetzung zur exakten Beurteilung sind die Kenntnis der anatomischen Lage der Prostata und die charakteristischen sonographischen Darstellungen der benignen Prostatahyperplasie, der entzündlichen Veränderungen und des Prostatakarzinoms.

Die Prostata ist nach Untersuchungen von McNeal [4] aus 3 glandulären Zonen und einer nichtglandulären Region zusammengesetzt.

Glanduläre Zonen sind die Periphere Zone (PZ), die Zentrale Zone (CZ) und die Transitional- oder Übergangszone (TZ). Die nichtglanduläre Region wird von dem fibromuskulären Stroma, das die Prostata anterior und kranial bedeckt, gebildet.

Der Verlauf der Urethra durch die Prostata läßt sich in ein proximales Segment (vom Blasenhals bis zum Verumontanum) und ein distales Segment (vom Verumontanum bis zum Sphinkter externus) unterteilen. In Höhe des Verumontanum bilden proximale und distale Urethra einen Winkel von 35°.

Die proximale Urethra ist umgeben von periurethralem Drüsengewebe, dessen Ausführungsgänge direkt ins Urethrallumen münden. Innerhalb dieser Drüsen können sich Prostatasteine bilden, die als echogene Herde im TRUS erscheinen [8]. Der innere Sphinkter wird von glatter Muskulatur gebildet, die die proximale Urethra und das periurethrale Drüsengewebe zwischen Blasenhals und Verumontanum umgeben. Quergestreifte Muskulatur umgibt die distale Urethra und vereinigt sich am Apex der Prostata mit dem Sphinkter externus.

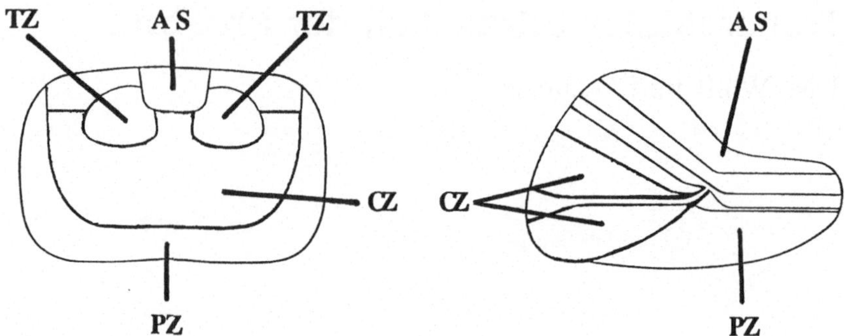

Abb. 1. Transversalschnitt und Longitudinalschnitt der Prostata. *TZ:* Transitionalzone; *CZ:* Zentrale Zone; *PZ:* Periphere Zone; *AS:* Anteriores Stroma

Transitionalzone

Sie macht ca. 5 % des normalen Prostatadrüsengewebes aus und umgibt beidseits die proximale Urethra. Von der PZ und CZ ist sie durch die chirurgische Kapsel getrennt.

10–20 % der Prostatakarzinome sind in der TZ lokalisiert. Sie werden zumeist nach transurethraler Resektion aufgrund einer BPH als inzidentelles Karzinom diagnostiziert [6]. Die Karzinome wachsen hauptsächlich zirkumferent in der anterioren Region der TZ nahe dem anterioren fibromuskulären Stroma. Im Rahmen der benignen Prostatahyperplasie kommt es meist zu einer deutlichen Volumenzunahme der TZ [10].

Das sonographische Echomuster der TZ ist abhängig von Art und Ausmaß der BPH. Bei homogener fibromuskulärer Hyperplasie entsteht ein echoarmes Schallbild. Bei der glandulären Hyperplasie entsteht ein echoarmes und -reiches Schallbild, abhängig von der Drüsengröße und den zystischen Veränderungen. Zumeist besteht bei der BPH ein Mischbild aus fibromuskulärer und glandulärer Hyperplasie, das sonographisch echoarm imponiert.

Zentrale Zone

Die Zentrale Zone (central zone = CZ) macht ca. 25 % des Prostatadrüsengewebes aus. Ihre Form ist einer Pyramide ähnlich, die sich von der Basis der Prostata bis zum Verumontanum verjüngt. Sie ist reicher an Drüsengewebe als die PZ. Ihre Drüsenausführungsgänge münden am Verumontanum in die Urethra. Häufig finden sich Corpora amylacea, die sonographisch als stark echoreiche Strukturen zu erkennen sind. Nur Bindegewebe trennt die CZ von der PZ. Im Gegensatz dazu sind beide (CZ und PZ) durch die chirurgische Kapsel von der TZ getrennt. In ihr sind 5–10 % der Prostatakarzinome lokalisiert.

Sonographisch weist sie aufgrund der größeren Drüsenanteile ein dichteres Echomuster als die PZ auf.

Periphere Zone

Die PZ beinhaltet 70 % des Prostatadrüsengewebes [6]. Die Drüsen sind von uniformer Größe und kleiner als in der CZ. Sie beinhaltet posteriore, laterale und apikale Anteile der Prostata und zum Großteil die distale Urethra. 70 % der Prostatakarzinome sind in der PZ lokalisiert, meist nahe der Prostatakapsel. Sonographisch findet sich aufgrund der uniformen Drüsen ein homogenes Echomuster mittlerer Echodichte, das deshalb auch als isodens beschrieben wird.

Ungefähr ab dem 40. Lebensjahr entwickelt sich die benigne Prostatahyperplasie aus der Transitionalzone und komprimiert die umgebende CZ und PZ. Sonographisch imponiert die fibromuskuläre Hyperplasie als homogenes Areal, in dem sich die glandulären Hyperplasieknoten zumeist als echoarme Bezirke gut abgrenzen lassen. Die multipel auftretenden Hyperplasieknoten lassen die Prostata oftmals asymmetrisch erscheinen. Oft finden sich auch Corpora amylacea zwischen TZ und PZ, die als echoreiche Struktur gut zu erkennen sind.

Bei einer chronischen Prostatitis finden sich in den dystrophen Drüsenschläuchen ebenfalls Prostatasteine. Zusätzlich imponiert das Echomuster der Prostata diffus-echoinhomogen.

Prostatakarzinome, die 70 % in der PZ lokalisiert sind, stellen sich im Vergleich zum umliegenden Gewebe meist als echoarmes, oft unregelmäßig begrenztes Areal dar. Allerdings ist das echoarme Echomuster nicht spezifisch für das Vorliegen eines Karzinoms. Auch Prostatainfarkte, Entzündungen, Zysten sowie die Hyperplasie der TZ imponieren sonographisch uniform als echoarme Zone. Des weiteren weisen insbesondere große Prostatakar-

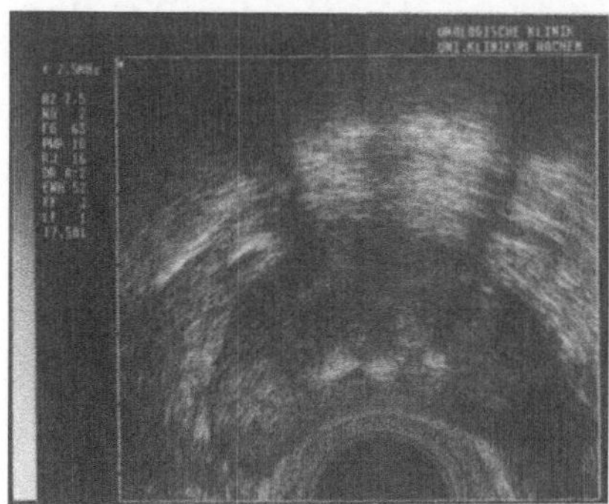
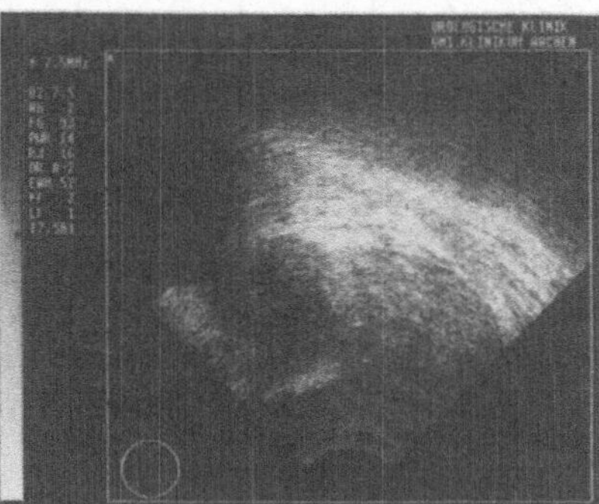

Abb. 2. TRUS der Prostata im Transversalschnitt und Longitudinalschnitt mit 3 Konkrementen (hyperdens) in der CZ und einem hypodensen Bezirk in der PZ links lateral

zinome oft isodense bis echoreiche Areale auf. Trotzdem sollte eine echoarme Läsion, insbesondere wenn sie in der PZ lokalisiert ist, zunächst als karzinomverdächtig angesehen werden, die einer weiteren Abklärung bedarf.

Es besteht eine gute Korrelation zwischen dem Prostatakarzinomvolumen und seinem malignen Potential. McNeal hat in einer Autopsie-Serie von 100 Patienten nachweisen können, daß Prostatakarzinome ab einer Größe von 1 cm^3 infolge Kapselpenetration und/oder extraprostatischem Tumorwachstum klinisch relevant sind. War der Tumor größer als 3 cm^3, war er nicht länger auf die Prostata beschränkt.

Im TRUS können auch Läsionen, die im Durchmesser kleiner als 1,5 cm sind, erkannt und TRUS-gesteuert biopsiert werden. Damit ist es möglich, die Prostatakarzinome zu entdecken, die noch organbeschränkt wachsen und somit einer kurativen Therapie zugänglich sind.

Ultraschallgesteuerte Biopsie

Das Vorliegen einer echoarmen Läsion im TRUS ist karzinomverdächtig. Durch die Vornahme einer Biopsie kann der Befund histologisch gesichert werden. Dabei ermöglicht der TRUS im Gegensatz zu den digitalen Punktionstechniken eine direkte

Punktion eines suspekten Areals unter sonographischer Sicht. Am transrektalen Schallkopf ist eine Nadelführungshilfe angebracht, so daß transrektal eine 18-gg-Biopsienadel in einer Stanzpistole eingeführt werden kann. Auf den Monitor wird eine Punktionslinie projiziert, die durch Drehung des Schallkopfes mit dem suspekten Areal zur Deckung gebracht wird. Anschließend kann mit der Biopsienadel in der Stanzpistole schmerzarm eine Prostatabiopsie vorgenommen werden.

Während es bei der transperinealen Biopsie schwierig ist, ausreichend Material aus kleinen Läsionen zu gewinnen, da die Prostata aus einer Distanz von 15 mm (zwischen Perineum und Prostata) punktiert werden muß, ist bei der transrektalen Biopsie die Distanz (zwischen Rektumwand und Prostata) nur 3 mm lang. Daher kann auf transrektalem Weg auch bei kleinen Läsionen ausreichend Gewebe zur histologischen Untersuchung gewonnen werden [2, 3].

Literatur

1. Hammerer P (1991) Endosonographie der Prostata. Urologe [A] 30: 370–77
2. Lee F, Littrup PJ, Mc Leary RD, et al. (1987) Needle aspiration and core biopsy of prostate cancer: comparative evaluation with biplanar transrectal US guidance. Radiology 163: 515–20
3. Lee F, Torp-Pedersen ST, Siders DB, Littrup PJ, Mc Leary RD (1989) Transrectal ultrasound in the diagnosis and staging of prostatic carcinoma radiology 170: 609–15
4. Mc Neal JE (1968) Regional morphology and pathology of the prostate. Am J Clin Pathol 49: 347–57
5. Mc Neal JE (1981) The zonal anatomy of the prostate. Prostate 2: 35–49
6. Mc Neal JE (1988) Normal anatomy of the prostate gland: axial and sagittal planes. Presented in transrectal ultrasound of the prostate: A practical course for urologists. Standford University School of Medicine Postgraduate. Medical Education Course, Palo Alto, California
7. Mc Neal JE, Price HM, Redwine EA, Freiha FS, Stamey TA (1988) Stage A versus stage B adenocarcinoma of the prostate: morphological comparison and biological significance. J Urol 139: 61–65
8. Orland SM, Hanno PM, Wein AJ (1985) Prostatitis, prostatosis, and prostatodynia. Urology 5: 439–459

9. Watanabe H, Kaiho H, Tanaka M, Terasawa Y (1971) Diagnostic application of ultrasonotomography to the prostate. Invest Urol 8: 548–9
10. Whitmore WF jr (1963) The rationale and results of ablative surgery for prostatic cancer. Cancer 1119–32

Prostataspezifisches Antigen

M. P. Wirth

Das prostataspezifische Antigen (PSA) ist eine Glykoprotein-Serin-Protease mit einem Molekulargewicht von 34 000 Dalton, die im Zytoplasma von epithelialen Zellen der Prostata innerhalb des endoplasmatischen Retikulums, der zytoplasmatischen Vesikeln und Vakuolen nachgewiesen werden kann. Im Prostatagewebe wurde das prostataspezifische Antigen erstmals durch Wang et al. [17] isoliert. Dasselbe Antigen wurde jedoch bereits 1973 von Li und Beling [8] im Seminalplasma nachgewiesen. Sensabaugh und Crim [12] gelang es im Jahre 1978, das PSA im Seminalplasma zu charakterisieren. Wichtig ist es zu beachten, daß es sich beim prostataspezifischen Antigen nicht um einen karzinomspezifischen, sondern um einen gewebespezifischen Marker der Prostata handelt. Die biochemischen Charakteristika des PSA sind in Tabelle 1 wiedergegeben.

Zum Nachweis des prostataspezifischen Antigens stehen mehrere kommerziell erhältliche Testsysteme zur Verfügung. Hierbei sind die mittels der verschiedenen Testsysteme gemessenen Werte nur eingeschränkt miteinander vergleichbar, da beispielsweise das Testsystem der Fa. Yang um etwa den Faktor 1,65 höhere Werte als das Testsystem der Fa. Hybritech erbringt. Aufgrund der beste-

Tabelle 1. Biochemische Charakteristika des prostataspezifischen Antigens (PSA)

Glykoprotein
Molekulargewicht 34 000 Dalton
Chromosom 19
Halbwertzeit ca. 3 Tage

henden Differenzen bei den gemessenen PSA-Werten sollte deshalb bei einer Ergebnismitteilung durch Labors immer das benutzte Testsystem mit angegeben werden.

Wertigkeit des prostataspezifischen Antigens zur Vorsorge (Screening) des Prostatakarzinoms

Um eine Methode zum Screening eines Tumors einsetzen zu können, ist eine hohe Spezifität und Sensitivität des Testsystems von entscheidender Bedeutung. Da es sich beim PSA um einen prostatagewebespezifischen und nicht prostatakarzinomspezifischen Marker handelt, kommt der Definition des Normalwertes entscheidende Bedeutung zu. Wichtig ist hier insbesondere die Gruppe, anhand der dieser Normalwert definiert wird. Auf Abb. 1 sind für 75 gesunde Männer (Durchschnittsalter 28 Jahre) und 70 Patienten mit einem histologisch nach transurethraler Resektion gesicherten, klinisch manifesten Prostataadenom (Durchschnittsalter 68 Jahre) die statistisch ermittelten Grenzwerte für die 90 %-, 95 %- und 97 %-Perzentile angegeben. Dic 90 %-Perzentile bedeutet beispielsweise, daß die PSA-Serumwerte bei 90 % aller Personen der gewählten Kontrollgruppe unter diesem Grenzwert für das prostataspezifische Antigen liegen. Dieser Wert wurde mit 1,1 ng/ml bei gesunden Männern und mit 8,2 ng/ml bei

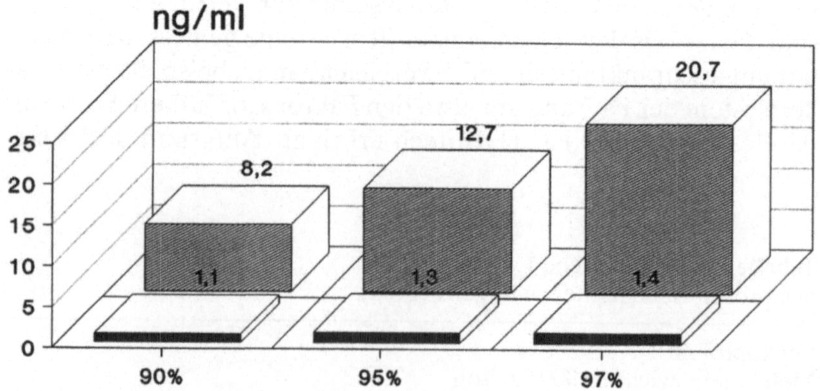

Abb. 1. PSA Serumwerte bei Normalpersonen ■ und Prostataadenom ▨

Patienten mit einem klinisch manifesten Prostataadenom berechnet. Daraus folgt, daß bei einem Grenzwert von 8,2 ng/ml in ca. 10% falsch-positive Befunde bei Patienten mit einem klinisch manifesten Prostataadenom zu erwarten sind. Bei einem Grenzwert von 10 ng/ml PSA gilt dies für ca. 7 % der Patienten mit einem operationsbedürftigen Prostataadenom. Dies bedeutet, daß bei einem Grenzwert von 10 ng/ml für Patienten mit einem klinisch manifesten Prostataadenom die Spezifität der PSA-Untersuchung bei etwa 93 % liegt.

Ein Hinweis über die Sensitivität der PSA-Bestimmung zur Erkennung eines Prostatakarzinoms kann ebenfalls aus eigenen Untersuchungen gegeben werden. Bei 190 Patienten, die an der Urologischen Klinik der Universität Würzburg wegen eines histologisch gesicherten, virginellen Prostatakarzinoms behandelt wurden, waren in 78,9% der Fälle PSA-Werte über 10 ng/ml nachweisbar.

Neben der Spezifität und Sensitivität ist die Inzidenz der Erkrankung ein wichtiger Faktor, um ermitteln zu können, inwieweit eine Methode zur Vorsorge einsetzbar ist. In der Bundesrepublik Deutschland ist nach Berichten von Altwein u. Jakobi [1] mit einer Inzidenz des Prostatakarzinoms von etwa 69/100000 Männern/Jahr zu rechnen. Diese Zahl der Neuerkrankungen am Prostatakarzinom/Jahr steigt auf 522/100000 Einwohner/Jahr an, wenn nur Männer über 70 Jahre berücksichtigt werden. Die Problematik beim Screening des Prostatakarzinoms ist darin begründet, daß die Häufigkeit des latenten, d.h. klinisch nie in Erscheinung getretenen Prostatakarzinoms nach einer Zusammenfassung der Literatur von Wynder et al. [21] bspw. im Alter von 70–79 Jahren 20–66% beträgt (Tabelle 2). Diese

Tabelle 2. Häufigkeit des latenten Prostatakarzinoms (Nach Wynder et al. [21])

Alter	Studien	[%]
50–59	9	5–29%
60–69	9	8–38%
70–79	8	20–66%

Tabelle 3. Häufigkeit falsch-positiver Befunde, wenn die Prävalenz einer Erkrankung 100/100 000 Einwohner beträgt (Nach Thompson et al. [16])

Test-Spezifität	Anzahl falsch-positiv
100 %	0
98 %	1998
95 %	4995
90 %	9990

angenommene Sensitivität des Testsystems: 95 %

Karzinome sollten jedoch bei einer Screeninguntersuchung möglichst nicht erfaßt werden, da sie, wie bereits erwähnt, klinisch nicht in Erscheinung treten.

Nimmt man nun eine Häufigkeit des Prostatakarzinoms von 100/100 000 Einwohnern und eine Sensitivität der PSA-Bestimmung von 95 % an, d.h. 95 % aller tatsächlichen Karzinome werden von dem Testsystem erkannt, so ist nach Untersuchungen von Lightner et al. [9] bei einer Spezifität des Tumormarkers von 98 % bereits bei 1998 von 100 000 untersuchten Patienten ein falsch-positiver Befund zu erwarten (Tabelle 3). Dies bedeutet, daß 20mal mehr als tatsächlich Erkrankte durch den Marker als tumorverdächtig eingestuft werden und durch weitere diagnostische Verfahren, wie die transrektale Sonographie und die anschließende ultraschallgesteuerte Biopsie, dann möglicherweise auch latente Karzinome erfaßt werden, die eigentlich keiner Therapie bedürfen. Der Anteil falsch-positiver Befunde steigt mit zunehmender Abnahme der Spezifität des verwendeten Testsystems noch weiter an. Aus diesen Daten folgt, daß das PSA gegenwärtig für eine allgemeine Screeninguntersuchung nur eingeschränkt verwendbar erscheint. Zu einer gleichen Auffassung kommen Guinan et al. [4], die aufgrund von 9 % falsch-positiven Befunden bei Patienten mit einem Prostataadenom das PSA für ungeeignet zum Screening des Prostatakarzinoms halten. Wird jedoch von einer Neuerkrankungsrate des Prostatakarzinoms von 10 % pro Jahr ausgegangen, in einer Häufigkeit, wie etwa das inzidentelle Prostatakarzinom im Rahmen einer transurethralen Resektion eines Prostataadenoms gefunden wird, so nimmt der prozentuale Anteil falsch-positiver Befunde, bezogen auf die tatsächlich

Tabelle 4. Häufigkeit falsch-positiver Befunde, wenn die Prävalenz einer Erkrankung 10 000/100 000 Einwohner beträgt (Nach Thompson et al. [16])

Test-Spezifität	Anzahl falsch-positiv
100 %	0
98 %	1800
95 %	4500
90 %	9000

angenommene Sensitivität des Testsystems: 95 %

Erkrankten, ab (Tabelle 4). Auf das PSA angewandt bedeutet dies, daß in einem präselektierten Krankengut, wie es in einer urologischen Praxis vorliegt, die Bestimmung des prostataspezifischen Antigens und die nachfolgende Suche nach einem Prostatakarzinom auch bei negativem Palpationsbefund sinnvoll sein kann. Dies wird auch durch Untersuchungen von Cooner et al. [2] aus dem Jahre 1990 bestätigt. Die Autoren berichten über 1807 Patienten, die sich in ihrer urologischen Praxis zum Ausschluß eines Prostatakarzinoms vorstellten. Bei allen Patienten erfolgte eine rektale Untersuchung der Prostata, eine PSA-Bestimmung und eine transrektale Sonographie. Bei den 1807 Patienten wurde in 835 Fällen (46,2 %) eine Prostatabiopsie vorgenommen. Bei einem positiven Palpationsbefund und PSA-Werten über 10 ng/ml war ein Karzinom in 76,2 % der Fälle nachweisbar. Bei PSA-Werten zwischen 4,1 und 10 ng/ml war ein Prostatakarzinom noch in 42,6 % feststellbar. Lag das PSA unter 4,0 ng/ml, und lag ein suspekter Palpationsbefund vor, so war nur in 11,7 % tatsächlich ein Prostatakarzinom vorhanden (Tabelle 5). Bei 204 Patienten, die einen unauffälligen Palpationsbefund und ein PSA unter 4,0 ng/ml aufwiesen, konnte nur in 19 der 204 Patienten (2,1 %), die aufgrund eines suspekten Ultraschallbefundes biopsiert wurden, ein Prostatakarzinom nachgewiesen werden (Tabelle 6). In diesen Fällen ist es jedoch unklar, ob es sich nicht möglicherweise um die eingangs erwähnte Erkennung latenter Prostatakarzinome handelt, die keiner Therapie bedürften. Bei PSA-Werten zwischen 4,1 und 10 ng/ml und negativem Palpationsbefund wurde in 80 von 230 Patienten eine Biopsie durchgeführt, und nur in

Tabelle 5. Positive rektale Untersuchung, transrektale Sonographie und PSA-Bestimmung in der Diagnostik des Prostatakarzinoms. Patienten: 1807, davon biopsiert 835 (46,2 %) (Nach Cooner et al. [2])

PSA	[n]	Anzahl der Biopsien	Prostatakarzinom [n]	[%]
<4,0 ng/ml	282	195 (69,1 %)	33	(11,7 %)
4,1–10 ng/ml	136	129 (94,4 %)	58	(42,6 %)
>10 ng/ml	147	146 (99,3 %)	112	(76,2 %)

Tabelle 6. Transrektale Sonographie und PSA-Bestimmung in der Diagnostik des Prostatakarzinoms bei unauffälligem Palpationsbefund. Patienten: 1807, davon biopsiert 835 (46,2 %) (Nach Cooner et al. [2])

PSA	[n]	Anzahl der Biopsien	Prostatakarzinom [n]	[%]
<4,0 ng/ml	923	204 (22,1 %)	19	(2,1 %)
4,1–10 ng/ml	230	80 (34,8 %)	16	(7,0 %)
>10 ng/ml	89	81 (91,0 %)	25	(28,1 %)

16 Fällen (7,0 %) wurde ein Karzinom nachgewiesen. Bei PSA-Werten über 10 ng/ml und negativem Palpationsbefund wurde jedoch in 28,1 % ein Prostatakarzinom festgestellt (Tabelle 6). Aufgrund dieser Untersuchungen und eigener Ergebnisse wird an der Urologischen Klinik der Universität Würzburg folgendermaßen vorgegangen: Bei einem suspekten Palpationsbefund wird, unabhängig vom PSA-Wert, eine Biopsie des suspekten Bezirkes vorgenommen. Ansonsten werden PSA-Werte unter 4 ng/ml als normal angesehen. Bei Werten von 4–10 ng/ml erfolgt eine Kontrolluntersuchung nach 3 Monaten, und bei PSA-Serumwerten über 10 ng/ml und negativem Palpationsbefund wird eine transrektale Sonographie und die Biopsie verdächtiger Läsionen durchgeführt.

Wertigkeit des prostataspezifischen Antigens in der Stadieneinteilung des Prostatakarzinoms

Das Knochenszintigramm ist bisher das Standardverfahren, um Knochenmetastasen zu erkennen. Der negative Vorhersagewert des PSA in bezug auf Knochenmetastasen beträgt bei einem Serumwert von 20 ng/ml 92 % [13]. Dieser negative Vorhersagewert von 92 % ist so hoch, daß bei Patienten, bei denen keine radikale Prostatektomie oder Strahlentherapie der Prostata geplant ist, auf die Durchführung eines Knochenszintigramms verzichtet werden kann. Die positive Genauigkeit des prostataspezifischen Antigens in der Vorhersage von Knochenmetastasen liegt jedoch nur bei 63 %, und etwa ein Drittel der Patienten mit einem PSA von >20 ng/ml hat somit keine Metastasen [13]. In eigenen Untersuchungen an der Urologischen Univ.-Klinik Würzburg konnte auch kein praktikabler PSA-Grenzwert ermittelt werden, der das Vorhandensein pelviner Lymphknotenmetastasen anzeigt [20]. Auf eine pelvine Lymphadenektomie als Stagingverfahren vor der radikalen Prostatektomie kann deshalb nicht verzichtet werden.

Wertigkeit des prostataspezifischen Antigens in der Verlaufskontrolle des Prostatakarzinoms

Das prostataspezifische Antigen hat sich als ein sehr sensitiver Marker in der Verlaufskontrolle des Prostatakarzinoms erwiesen. Erhöhte Werte über 0,2 ng/ml nach radikaler Prostatektomie zeigen ein weiter vorhandenes Prostatakarzinom an [6, 7, 9, 10, 11]. Dies wird insbesondere an den Untersuchungen von Oesterling et al. [10] deutlich. Alle 8 von ihnen erfaßten Patienten mit einem dokumentierten Tumorprogreß nach radikaler Prostatektomie hatten erhöhte PSA-Serumwerte.

Bei fortgeschrittenen Tumorerkrankungen konnten Hetherlington et al. [5] feststellen, daß bei einer Progression von Skelettmetastasen des Prostatakarzinoms gleichzeitig ein signifikanter Anstieg des PSA in 76 % beobachtet wird. Bei fortgeschrittenen Tumoren und PSA-Werten unter 20 ng/ml kann zudem davon ausgegangen werden, daß ein Tumorprogreß unwahrscheinlich ist und weitere diagnostische Maßnahmen nicht angezeigt sind [13]. Insgesamt muß jedoch festgestellt werden, daß nicht jeder Progreß des Prostatakarzinoms zu einem Anstieg des PSA führen muß.

Wertigkeit des prostataspezifischen Antigens und der prostataspezifischen sauren Phosphatase im Vergleich

Das prostataspezifische Antigen (PSA) und die prostataspezifische saure Phosphatase (PAP) wurden in einer eigenen Untersuchung an 190 Patienten mit einem virginellen Prostatakarzinom und bei 169 Patienten während der Verlaufsbeobachtung parallel bestimmt. Als Grenzwert für das prostataspezifische Antigen wurden 10 ng/ml und für die PAP 1,6 ng/ml festgelegt. Die Ergebnisse zeigen, daß nur bei 1,6 % der Patienten mit einem neudiagnostizierten Prostatakarzinom und in 1,2 % der Fälle in der Verlaufskontrolle pathologische Werte für die prostataspezifische saure Phosphatase festgestellt wurden, wenn das PSA unter 10 ng/ml lag (Tabellen 7, 8). Diese Befunde lassen in Übereinstimmung mit Untersuchungen von Siddal et al. [14] erkennen, daß die zusätzliche Bestimmung der prostataspezifischen sauren Phosphatase zum prostataspezifischen Antigen weder in der Diagnostik noch in der Verlaufskontrolle des Prostatakarzinoms wesentliche Informationen erbringt. Das PSA ist somit derzeit der verläßlichste Tumormarker beim Prostatakarzinom [14, 18, 19].

Tabelle 7. Erhöhte Serumwerte von PSA und PAP bei Patienten mit neudiagnostiziertem Prostatakarzinom. Grenzwert: PSA: 10.0 ng/ml, PAP: 1.6 ng/ml, n = 190 Patienten

PSA / PAP	–	+
–	37 (19,5%	61 (32,1 %)
+	3 (1,6 %)	89 (46,8 %)

Bestimmung des PSA: „Diagnostic-Products“

Tabelle 8. Erhöhte Serumwerte von PSA und PAP in der Nachsorge von Patienten mit Prostatakarzinom. Grenzwert: PSA: 10.0 ng/ml, PAP: 1.6 ng/ml n = 169

PSA / PAP	–	+
–	71 (42%	44 (26%)
+	2 (1,2%)	52 (30,8%)

Bestimmung des PSA: „Diagnostic-Products“

Diskussion

Frage: Herr Wirth, Sie sprachen von Normenwerten; Sie sollten deshalb nochmals darauf hinweisen, daß die unterschiedlichen Systeme auch unterschiedliche Normwerte haben.

M. P. Wirth: Wir verwenden Hybriteck und Diagnostic-Product-Präparate, und diese sind relativ gut vergleichbar. Jedoch der Yang-Test, und das ist der Test, den Stamey hauptsächlich verwendet, der hat um den Faktor 1,65 höhere Werte. Wobei Sie jedoch beachten müssen, daß die Werte nicht linear um 1.65 höher sind, sondern das variiert in den verschiedenen Konzentrationen. Sie können also jetzt nicht sagen, ich habe jetzt 10 ng mit dem Hybriteck-System, und das sind jetzt 16,5 ng in dem System von Yang. Das kann so sein, das ist ein Durchschnittswert, aber es kann auch durchaus etwas höher oder niedriger sein. Zurück zur Frage nach den Normalwerten: Es gibt im Prinzip für diesen Marker keine genau definierten Normalwerte. Es werden zwar immer welche angegeben. Manche Firmen sagen 2, 8, manche sagen 4, manche sagen 10. Diese Werte, die ich hier genannt habe, die auch für diese beiden Hybriteck-Systeme gelten, das sind Richtlinien, die man wissen sollte und die der Urologe kennt und sie im Rahmen der Gesamtklinik des Patienten beachtet. Wenn der Patient eine Prostatitis hat, sagt der Wert etwas anderes aus, als wenn er keine hat. Wenn der Patient etwa 25 Jahre ist, sagt es auch etwas anderes aus, oder wenn er älter ist und ein sehr großes Prostataadenom hat. Dieser Marker gehört in die Hand dessen, der versteht, damit umzugehen, da es nur Richtwerte sind, die eben der genauen Beurteilung bedürfen.

Frage: Machen Sie die Biopsie bei erhöhtem PSA auch dann, wenn Sie einen sonographisch unauffälligen Befund haben. Die zweite Frage: Es gibt ja eine ganze Reihe von Hyperplasiepatienten, wo wir auch nach der Operation, *TUR* oder Adenektomie, eine benigne Histologie haben. Ist das bei gleichzeitig erhöhtem PSA für Sie eine Risikogruppe?

M. P. Wirth: Wenn Sie vor Operation über 10 ng/ml haben und Sie machen eine transrektale Sonographie und Sie haben eine echoarme Läsion, dann würde ich eine ultraschallgesteuerte Biopsie machen. Random-Biopsien machen wir nicht. Nach der Operation informieren wir den Pathologen, daß ein erhöhtes PSA vorliegt, mit der Bitte, genau nachzusehen, ob ein insidentelles Karzinom zu finden ist. Aufgrund der Halbwertzeit ist es ratsam, drei Wochen abzuwarten, bis das PSA wieder in den Normwert gefallen ist, dann das PSA kurzfristig zu kontrollieren. Steigt es an, ist es ein eindeutiger Hinweis auf ein Karzinom, und dann sollte man auch nicht davor zurückschrecken, Biopsien aus verschiedenen Arealen der Prostata vorzunehmen.

Frage: Wie verhalten Sie sich, wenn nach radikaler Prostatektomie das PSA nicht nachweisbar ist, dann aber wieder ansteigt; im Skelettszintigramm ist nichts, aber es besteht auch kein Hinweis für einen lokalen Progreß?

M. P. Wirth: Wie ich an den Untersuchungen von Leitner gezeigt habe, ist es sehr ratsam, in diesem Fall eine Feinnadel-Biopsie der Anastomose durchzuführen, und da werden Sie in bis zu 50 % der Fälle Karzinomzellen finden. Dann haben Sie das Karzinom positiv nachgewiesen. Das andere ist, wie therapieren Sie? Sie wissen ganz genau, daß es bisher nicht eindeutig geklärt ist, ob Sie durch eine Frühbehandlung dem Patienten wirklich etwas Gutes tun. Wir behandeln die Patienten gegenwärtig mit einem Antiandrogen. Wir haben auch vereinzelt ganz junge Patienten mit Chemotherapie behandelt.

Frage: Habe ich Sie richtig verstanden: Sie behandeln mit Chemotherapie nur einen Tumormarker?

M. P. Wirth: Nein, nein, da haben Sie mich mißverstanden, oder ich habe mich mißverständlich ausgedrückt. Nein, nur bei in der Anastomose bioptisch nachgewiesenem Karzinom.

Literatur

1. Altwein JE, Jacobi GH (1980) Hormontherapie des Prostatakarzinoms. Urologe [A] 19: 350–370
2. Cooner WH, Mosley BR, Rutherford CL jr, Beard JH, Pond HS, Terry WJ, Igel TC, Kidd DD (1990) Prostate cancer detection in a clinical urological practice by ultrasonography, digital rectal examination and prostate specific antigen. J Urol 143: 1146–1154
3. O'Donoghue EPN, Constable AR, Sherwood T, Stevenson JJ, Chisholm GD (1978) Bone scanning and plasma phosphatase in carcinoma of the prostate. Br J Urol 50: 172–177
4. Guinan P, Bhatti R, Ray P (1987) An evaluation of prostate specific antigen in prostatic cancer. J Urol 137: 686–689
5. Hetherington JW, Siddall JK, Cooper EH (1988) Contribution of bone scintigraphy, prostatic acid phosphatase and prostate-specific antigen to the monitoring of prostatic cancer. Eur Urol 14: 1–5
6. Hudson MA, Bahnson RR, Catalona WJ (1989) Clinical use of prostate specific antigen in patients with prostate cancer. J Urol 142: 1011–1017
7. Lange PH, Ercole CJ, Lightner DJ, Fraley EE, Vessella R (1989) The value of serum prostate specific antigen determinations before and after radical prostatectomy. J Urol 141: 873–879
8. Li TS, Beling CG (1973) Isolation and characterization of two specific antigens of human seminal plasma. Fertil Steril 24: 134
9. Lightner DJ, Lange PH, Reddy PK, Moore L (1990) Prostate specific antigen and local recurrence after radical prostatectomy. J Urol 144: 921–926
10. Oesterling JE, Chan DW, Epstein JI, Kimball AW jr, Bruzek DJ, Rock RC, Brendler CB, Walsh PC (1988) Prostate specific antigen in the preoperative and postoperative evaluation of localized prostatic cancer treated with radical prostatectomy. J Urol 139: 766–772
11. Rainwater LM, Morgan WR, Klee GG, Zincke H (1990) Prostate-specific antigen testing in untreated and treated prostatic adenocarcinoma. Mayo Clin Proc 65: 1118–1126
12. Sensabaugh GF, Crim D (1978) Isolation and characterization of a semen-specific protein from human seminal plasma: a potential new marker for semen identification. J Forens Scien 106–115

13. Shearer RJ (1991) Prostatic specific antigen. Br J Urol 67: 1–5
14. Siddall JK, Cooper EH, Newliing DWW, Robinson MRG, Whelan P (1986) An evaluation of the immunochemical measurement of prostatic acid phosphatase and prostatic specific antigen in carcinoma of the prostate. Eur Urol 12: 123–130
15. Stamey TA (1990) Die Rolle des prostataspezifischen Antigens bei der Diagnose und Behandlung des Prostataadenokarzinoms. Urologe [A] 29: 52–64
16. Thompson et al. (1989)
17. Wang MC, Valenzuela LA, Murphy GP, Chu TM (1979) Purification of a human prostate specific antigen. Invest Urol 17: 159–163
18. Wirth M, Grups J, Frohmüller H (1987) Vergleichende Untersuchungen des prostataspezifischen Antigens und der prostataspezifischen sauren Phosphatase in der Diagnostik und Verlaufskontrolle des Prostata-Carcinoms. In: Frohmüller H (Hrsg) Verhandlungsbericht der Deutschen Gesellschaft für Urologie, 38. Tagung, 23.–28. 9. 1986, Würzburg, Springer, Berlin Heidelberg New York Tokyo, S 75–77
19. Wirth MP, Grups J, Haubitz I (1986) Comparison of prostate antigen and prostatic acid phosphatase in the diagnosis and follow up of prostate cancer. J Urol 135: 314 A
20. Wirth MP, Manseck A, Frohmüller H (1990) Wertigkeit des prostataspezifischen Antigens (PSA) und der prostataspezifischen sauren Phosphatase in der Früherkennung des Prostatakarzinoms. Urologe [A] 29: 10
21. Wynder EL, Mabuchi K, Whitmore WE jr (1971) Epidemiology of cancer of the prostate. Cancer 28: 344

Computertomographie (CT) und Magnetresonanztomographie (MRT) in der Diagnostik des Prostatakarzinoms

G. Adam

Einleitung

Das Prostatakarzinom nimmt mit etwa 10 % den dritten Platz der tödlich verlaufenden Krebserkrankungen ein. Eine noch höhere Inzidenz wird in den USA beobachtet [2, 3]. Mehr als 95 % der Prostatakarzinome sind Adenokarzinome [13], selten werden Transitionalzellkarzinome oder Plattenepithelkarzinome beobachtet. Sarkome der Prostata stellen eine Rarität dar [11]. Klinisch wird das okkulte vom sogenannten „inzidentellen Karzinom" sowie vom latenten Karzinom unterschieden. Das Grading [10] und die Stadieneinteilung sind bekannt [15]. Neben der klinischen Untersuchung der Prostata, die in Kombination mit der Biopsie das Basisverfahren bei Verdacht auf ein Karzinom darstellt, stehen neben der perkutanen und transrektalen Sonographie die Computertomographie (CT) und die Magnetresonanztomographie (MRT) zur Verfügung, deren Wertigkeit in der Diagnostik des Prostatakarzinoms erörtert werden soll.

Methodik

Computertomographie (CT)

Bei klinischem Verdacht oder bioptisch gesichertem Prostatakarzinom wird die Computertomographie des Beckens vom Beckenboden bis zur Aortenbifurkation durchgeführt. Die CTerfolgt mit 8 mm dicken Schichten bei 8 mm Tischvorschub. Im Bereich der Prostata selbst sollte mit 5 mm dicken Schichten und 5 mm Tischvorschub untersucht werden. Bei der primären Diagnostik empfiehlt sich die orale und rektale Gabe von verdünntem, wasserlöslichem, jodhaltigem Kontrastmittel (z. B. Gastrografin) zur besseren Abgrenzung der periprostatischen Darmstrukturen und zur Erkennung einer eventuellen Rektuminfiltration. Die intravenöse Applikation von Kontrastmittel (z. B. Solutrast) ist bei unklarer Abgrenzung vaskulärer Strukturen von vergrößerten Lymphknoten obligat. Auf eine ausreichende Blasenfüllung ist zu achten, da hierdurch die Abgrenzbarkeit der Prostata von der Harnblase und die Diagnose einer Infiltration erleichtert wird. Die Auswertung der Untersuchung erfolgt primär in Weichteiltechnik. Zusätzlich sollte das Beckenskelett im Knochenfenster zur Abgrenzung osteoplastischer Metastasen beurteilt werden.

Magnetresonanztomographie (MRT)

Zur MRT der Prostata stehen Anlagen unterschiedlicher Feldstärken zur Verfügung. Die weiteste Verbreitung haben hierbei Geräte mit Feldstärken zwischen 0.5 Tesla und 1.5 Tesla. Die Untersuchung der Prostata und ihrer Nachbarorgane erfolgt entweder in der Ganzkörperspule oder aber mit Hilfe einer Oberflächenspule (z. B. Helmholtz-Spule). Daraus resultiert eine verbesserte Ortsauflösung sowie eine Verbesserung des Signal-zu-Rausch-Verhältnisses. Auch endorektal applizierbare Oberflächenspulen, die jedoch nur eine Beurteilung der Prostata, nicht aber der umgebenden Organe erlauben, sind möglich [9]. Wie auch in der CT sollte zur Verbesserung der diagnostischen Aussagefähigkeit die Untersuchung nach oraler und rektaler Kontrastmittelapplikation erfolgen. Die für diesen Zweck z. T. noch in klinischer Erprobung befindlichen Substanzen (Gadolinium-DTPA, Orale Magnetit Partikel [OMP], Kaolin, Perfluorooctylbromid, Barium Suspension) bewirken einen Negativkontrast des Darms. Die intravenöse Gabe von Gadolinium-DTPA kann fakultativ erfolgen und die Darstellung der zonalen Prostataarchitektur verbessern. Auch in der MRT sind Schichtdicken von 8 mm obligat. T1- und T2-gewichtete Spin-Echo Sequenzen (z. B. TR/TE 600ms/15 ms, bzw. 2200ms/15/90 ms) bilden die Basis jeder Untersuchung. Zusätzlich kann jedoch auch mit T1-gewichteten Gradienten-Echo Sequenzen (z. B. FLASH) untersucht werden. Die Untersuchung erfolgt zunächst in axialer Schnittführung. Koronare, aber auch sagittale Schichten können die diagnostische Genauigkeit verbessern und haben sich bei der Frage nach lokal invasivem Wachstum in den Harnblasenboden, die Samenblasen oder bei Verdacht auf Infiltration in den periprostatischen Gefäßplexus als sinnvoll erwiesen [7].

Beurteilungskriterien

Prostatakarzinome des Stadiums pT1 und bei Nichtüberschreiten der Organgrenze auch des Stadiums pT2 bzw. der Stadien A und B sind weder computertomographisch [12] noch durch die MRT [6] zu erfassen. Auch ist eine Abgrenzung des Karzinoms gegenüber einer benignen Prostatahyperplasie nicht möglich [8]. Dennoch kommt beiden Verfahren eine Bedeutung zu. Oftmals ist nämlich weder klinisch noch durch Einsatz der transrektalen Prostatasonographie (TRUS) zu entscheiden, ob eine Infiltration in die Nachbarorgane (pT3, pT4, Stadium C) vorliegt. Eine Metastasierung in die Lymphknoten der Iliaca-interna- oder externa-Gruppen (Stadium D) ist sonographisch nur bei erheblich vergrößerten Lymphknoten zu erkennen. Zur Beantwortung dieser Fragen sind sowohl in der CT als auch in der MRT folgende Kriterien zur Beurteilung heranzuziehen:

1) Organgröße und Symmetrie der Prostata; sie stellen einen Parameter zur Beurteilung einer Organüberschreitung dar.
2) Infiltration in das periprostatische Fettgewebe. Hier ist die MRT Verfahren der Wahl, da selbst diskrete Änderungen des periprostatischen Fettgewebssignals, das normalerweise in T1-gewichteten Sequenzen immer homogen hyperintens ist, einen Hinweis für eine Infiltration darstellen.
3) Befall der Samenblasen. Zum einen wird die Größe und Symmetrie der Samenblasen beurteilt; eine asymmetrische und auch bilaterale Volumenzunahme ist als Zeichen der Infiltration zu werten. Bei Vergrößerung des normal spitzwinkelig zulaufenden Prostata-Samenblasen-Winkels oder Obliteration desselben ist von einem Befall auszugehen. Zusätzlich muß MR-tomographisch auf die Signalhomogenität im T2-gewich–

teten Bild geachtet werden: ein signalarmer Bezirk in den üblicherweise hyperintensen Samenblasen ist für einen Tumorherd beweisend.

4) Infiltration in die Harnblase. Jede Asymmetrie der Harnblasenwand ist als Tumorinfiltration zu werten. Das genaue Ausmaß eines Harnblasenbefalls ist besonders mit sagittalen, T2-gewichteten Spin-Echo Sequenzen zu erfassen.
5) Infiltration in den periprostatischen Gefäßplexus. Auch hier haben sich T2-gewichtete Spin-Echo Sequenzen oder T1-gewichtete Spin-Echo Sequenzen nach Gadolinium-DTPA Gabe als besonders sensitiv erwiesen, da mit ihrer Hilfe ein Signalverlust in den sonst hyperintensen Venen als Zeichen der Infiltration erfaßt werden kann.

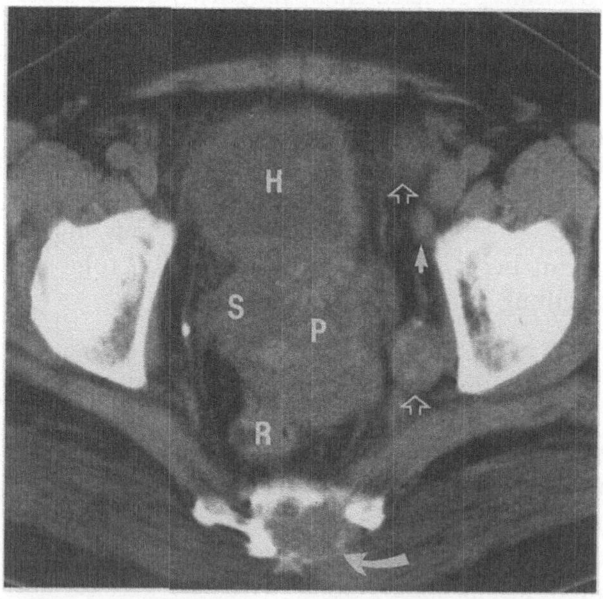

Abb. 1. CT-Schnitt eines Prostatakarzinoms, Stadium D. Das Prostatakarzinom (*P*) hat das Rektum (*R*), die Samenblasen (*S*) und die dorsale Harnblasenwand (*H*) infiltriert. Ausgedehnte osteolytische Metastase im Os sacrum (*gebogener Pfeil*). Vergrößerte Lymphknoten in der Externa- und Interna-Gruppe (*offene Pfeile*). Ein weiterer kleiner Lymphknoten findet sich dorsal der V. iliaca externa (*kleiner Pfeil*)

6) Infiltration in den M. obturator internus. Sowohl in der CT als auch in der MRT ist jede asymmetrische Verdickung des Muskels oder eine Obliteration des Fettstreifens als infiltrationsverdächtig anzusehen.
7) Lymphknoten von mehr als 1,5 cm Durchmesser sind als metastatisch befallen zu werten. Allerdings sind falsch-positive Befunde häufig. Bei Vorliegen eines solitären vergrößerten LK sollte eine Abklärung durch eine CT-gesteuerte Feinnadelpunktion erfolgen. Lymphknoten, die kleiner als 1,5 cm und metastatisch befallen sind, können weder durch die CT noch die MRT erfaßt werden (Abb. 1–3).

Die Sensitivität, Spezifität und die diagnostische Genauigkeit beider Verfahren werden z. T. sehr unterschiedlich und in Abhän–

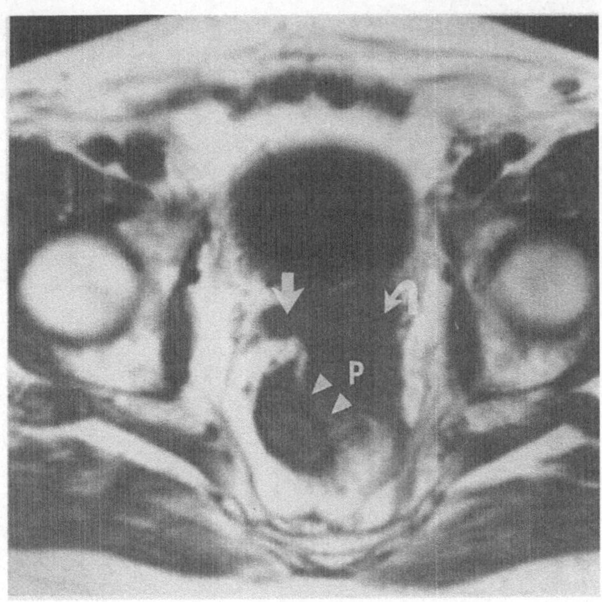

Abb. 2. Axiales, T1-gewichtetes (TR/TE: 500 ms/15 ms) MR-Tomogramm eines die Rektumwand (*Pfeilspitzen*) und die linke, asymmetrisch vergrößerte Samenblase (*gebogener Pfeil*) infiltrierenden Prostatakarzinoms (*P*). Der rechte Samenblasenanteil (*gerader Pfeil*) ist normal groß und nicht befallen

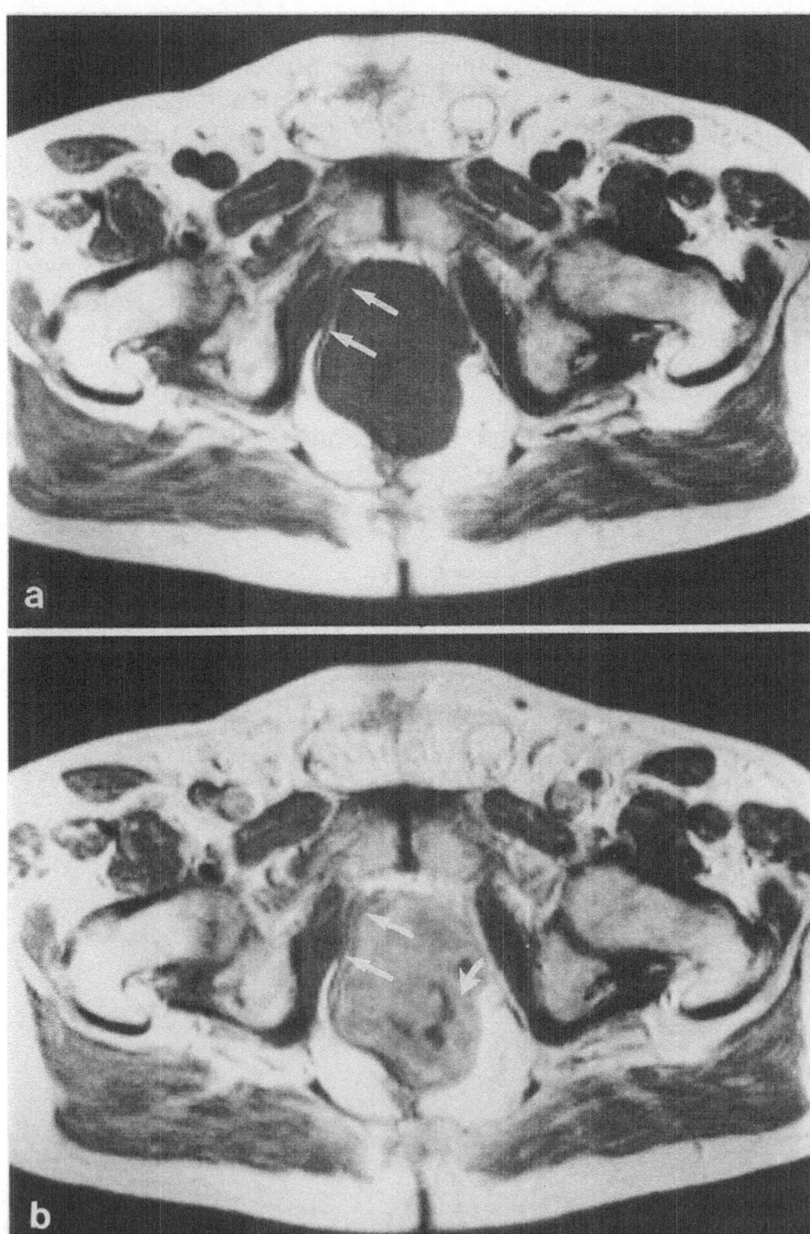

Abb. 3. Axiale, T1-gewichtete (TR/TE: 500 ms/15 ms) MR-Tomogramme vor (**a**) und nach (**b**) i. v. Gadolinium-DTPA-Gabe eines den rechtsseitigen periprostatischen Venenplexus (*gerade Pfeile*) infiltrierenden Prostatakarzinoms. Die Tumornekrose (*gebogener Pfeil* in **b**) ist nur nach Gadolinium-DTPA-Gabe abgrenzbar

gigkeit vom untersuchten Kollektiv beurteilt. Die Sensitivität zur Erfassung metastatisch befallener Lymphknoten wird für die CT zwischen 17 % und 100 % angegeben [14, 16]. Die diagnostische Genauigkeit, mit der die Invasivität in die Nachbarorgane erfaßt wird, liegt bei der CT zwischen 47 % und 73 % [4, 5, 12].

Für die MRT werden ebenfalls unterschiedliche Ergebnisse berichtet. In Abhängigkeit vom Untersuchungsprotokoll (alleinige axiale Schnittführung versus multiplanare Schnittführung) variiert das Maß für die diagnostische Genauigkeit zur Erfassung der Stadien C und D zwischen 60 % und 85 % [1, 7].

Unter Berücksichtigung, daß mit beiden Verfahren keine höhere diagnostische Genauigkeit erzielt werden kann, scheint die MRT der CT derzeit gering überlegen [1, 7]. Allerdings ist einschränkend zu bemerken, daß bisher keine randomisierte, prospektive Studie zur Erfassung der Genauigkeit beider Untersuchungsmethoden durchgeführt wurde.

Die CT und auch die MRT eignen sich nicht zur primären Diagnostik des Prostatakarzinoms. Hier stehen die klinische Untersuchung mit Biopsie des Organs und auch der transrektale Ultraschall an erster Stelle. Ihr Wert ergibt sich allein aus der Möglichkeit nach bioptischer Diagnosestellung, prätherapeutisch eine Stadieneinteilung durchzuführen, unter deren Berücksichtigung das weitere Vorgehen geplant werden kann.

Trotz vergleichsweise geringer Genauigkeit der CT und auch der MRT ist ein Einsatz eines oder beider bildgebender Verfahren in der Therapieplanung des Prostatakarzinoms mangels adäquater diagnostischer Alternativen gerechtfertigt, da weder die klinische Untersuchung noch die Kombination mit dem transrektalen Ultraschall gleichwertige Ergebnisse ermöglichen.

Literatur

1. Bezzi M, Kressel HJ, Allen KS et al. (1988) Prostatic carcinoma: staging with MR imaging at 1.5 T. Radiology 169: 339
2. Breslow N, Chan CW, Dhom G et al. (1977) Latent carcinoma of the prostate at autopsy in seven areas. Int J Cancer 22: 680
3. Dhom G, Hohbach M (1972) Mortality and morbidity of prostate carcinoma. Rec Results Cancer Res 39: 139

4. Emroy TH, Reinke DB, Hill AL et al. (1989) Use of CT to reduce understanding of prostatic cancer: comparison with conventional staging techniques. AJR 141: 35
5. Golimbu M, Morales P, Al Askari S et al. (1981) CAT scanning in staging of prostatic cancer. Urology 18: 305
6. Hricak H (1991) The prostate gland. In: MRI of the pelvis. A text atlas. Deutscher Ärzte Verlag, Köln, S 249f
7. Hricak H, Dooms GC, Jeffrey RB et al. (1987) Prostate carcinoma: staging by clinical assessment, CT, and MR imaging. Radiology 162: 331
8. Ling D, Lee JKT, Heiken JP et al. (1986) Prostate carcinoma and benign prostatic hyperplasia: inability of MR imaging to distinguish between the two diseases. Radiology 158: 103
9. Martin JF, Dooms GC, Jeffrey RB et al. (1988) Inflatable surface coil for MR imaging of the prostate. Radiology 167: 268
10. Mostofi FK, Sesterhenn JA, Sobin LH (1980) Histological typing of prostate tumors. WHO Monogr Ser No 22, Genf
11. McNeal JE (1983) The prostate gland: morphology and pathobiology. Monogr Urol 4: 5
12. Platt RF, Bree RL, Schwab RE (1987) The accuracy of CT in the staging of prostate carcinoma. AJR 149: 315
13. Stamey TA, McNeal JE, Freiha FS et al. (1988) Morphometric and clinical studies on 68 consecutive prostatectomies. J Urol 139: 1235
14. Weinermann PM, Arger PH, Coleman BG et al. (1983) Pelvic adenopathy from bladder and prostate carcinoma: detection by rapid sequence computed tomography. AJR 140: 95
15. Whitmore WF jr (1984) Natural history and staging of prostate cancer. Urol Clin North Am 11: 205
16. Vick CW, Walsh JW (1984) CT staging of pelvic neoplasms. Appl Radiol 13: 74

Wirkungsmechanismen von LHRH-Analoga

L. Kiesel und B. Runnebaum

Die hormonelle Steuerung der männlichen und weiblichen Gonadenfunktion unterliegt in erster Linie der Achse Hypothalamus – Hypophyse – Gonaden. Die Abbildung 1 zeigt diese endokrine Achse beim Mann. Zentralnervöse Einflüsse steuern die Bildung und Freisetzung des Luteotropin-Releasing-Hormon (LHRH) im Hypothalamus. Dieser wiederum reguliert die Funktion der Hirnanhangsdrüse (Hypophyse). Der Hypophysenvorderlappen ist an der Kontrolle der gonadalen Steroidbiosynthese beteiligt. Verschiedene positive und insbesondere negative Rückkopplungsmechanismen spielen bei der feinabgestuften Steuerung der Hormonachse eine Rolle. Das LHRH nimmt eine zentrale Bedeutung in diesem Regelkreis ein. Die vielseitigen Anwendungsmöglichkeiten des Hormons und dessen Analoga erfordern eine sorgfältige Betrachtung ihrer Wirkungsweise.

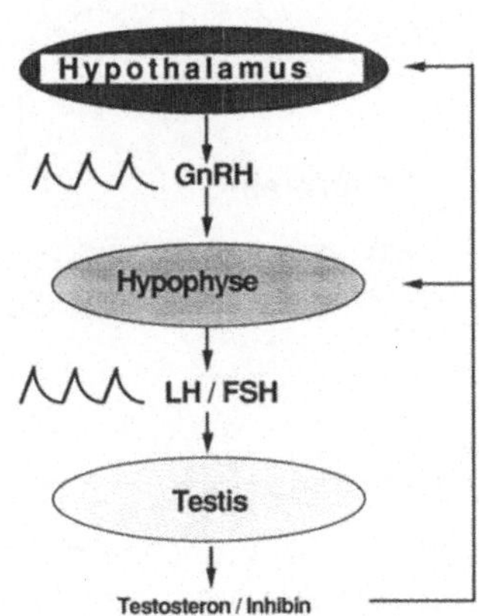

Abb. 1. Steuerung der endokrinen Achse Hypothalamus-Hypophyse-Testis

Das Luteotropin-Releasing-Hormon (LHRH)

Struktur von LHRH und dessen Analoga

Die Isolierung und Charakterisierung des LHRH erfolgte 1971, und bereits in dem darauffolgenden Jahr wurde die Synthese dieses Hormons durchgeführt [3, 19].

Das LHRH-Molekül besteht aus einer linearen Peptidkette mit 10 Aminosäuren (Abb. 2). Die zweite und dritte Aminosäure, Histidin und Tryptophan, sind wichtig für die Bindung am Rezeptor und für die Gonadotropinfreisetzung. Die Pyroglutaminsäure in Position 1 und Glyzin in Pos. 6 und 10 sind notwendig für die Aufrechterhaltung der räumlichen Struktur und die Bindungscharakteristika. Eine Inaktivierung des LHRH tritt durch Spaltung der Bindung zwischen Position 6 und 7 sowie 9 und 10 durch proteolytische Enzyme ein.

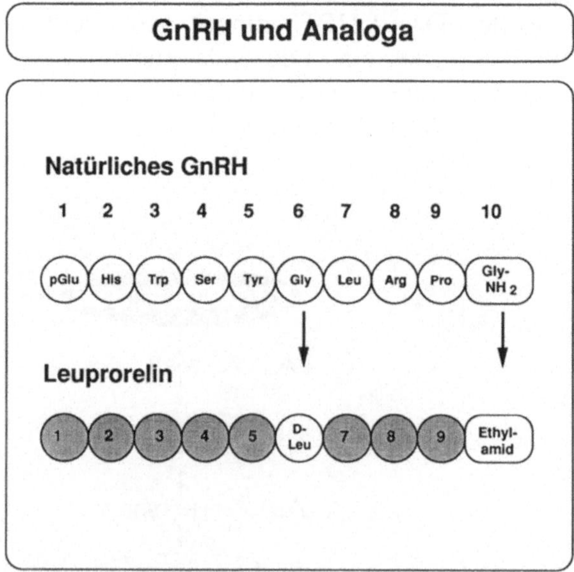

Abb. 2. Struktur (Aminosäurensequenz) von dem natürlichen LHRH und von dem Analogon Leuprorelin

Aufgrund der kurzen biologischen Halbwertszeit des LHRH (2–5 min) war man bemüht, Analoga zu synthetisieren, die wesentlich längere Halbwertszeiten und eine höhere Bindungsaffinität als das natürliche LHRH besitzen. Der Begriff Analoga umfaßt Agonisten wie auch die Antagonisten. In dieser Übersicht wird nur auf die agonistisch wirkenden LHRH-Analoga eingegangen.

In den vergangenen Jahrzehnten sind nach Entdeckung der LHRH-Sequenz im Jahre 1971 über 2000 Analoga synthetisiert worden. Die LHRH-Agonisten haben Aminosäure-Substituenten in Positionen 6 und 10, wie die Abb. 2 es für Leuprorelin zeigt.

Das LHRH und dessen Analoga binden an spezifische Rezeptoren, die in der Plasmamembran der Gonadotrophzellen sitzen. Durch die Änderungen der Aminosäurensequenz an Position 6 und 10 haben die Superagonisten eine stärkere Bindungsaffinität und eine erhöhte Resistenz gegenüber Peptidasen. Damit wird eine bis 200fach stärkere Wirkung durch die Analoga an der Hypophyse als das natürliche Peptid erreicht [6].

Synthese und Sekretion des hypothalamischen LHRH

LHRH wird in hypothalamischen Neuronen gebildet, und verschiedene Neurotransmitter steuern seine Sekretion, die von Steroidhormonen und neuronalen Signalen beeinflußt werden. Die direkte Messung von LHRH mittels Radioimmunoassay ist bislang problematisch, da das endokrin aktive hypothalamische LHRH den allgemeinen Blutkreislauf nur in sehr geringen Konzentrationen erreicht [9]. Daher beruhen viele der Ergebnisse der zentralen Steuerungsvorgänge auf Tierversuchen oder auf indirekten Messungen im peripheren Kreislauf.

Das biologisch aktive LHRH wird aus einer höhermolekularen Vorstufe gebildet. Die Struktur dieser Vorstufe (auch Pre-Pro-LHRH genannt) besteht aus 3 Abschnitten: das LHRH-Molekül (10 Aminosäuren) hat am N-terminalen Ende ein Signalpeptid und am C-terminalen Ende ein LHRH-assoziiertes Peptid (GAP) mit einer Länge von 56 Aminosäuren. Nach Abspaltung von Peptidsequenzen dieser Vorstufe wird LHRH in den Portalkreislauf der Hypophyse freigesetzt und gelangt so zu den Zellen des Hypophysenvorderlappens.

Der Hypothalamus ist über ein komplexes Mikrogefäßsystem mit der Hypophyse verbunden. Zahlreiche Releasinghormone gelangen auf diesem Wege an die jeweiligen hormonsezernierenden Zellen der Hirnanhangsdrüse. Das Dekapeptid wird beim Menschen etwa alle 90 min pulsativ freigesetzt. Änderungen dieses circhoralen Rhythmus können die Funktion der nachgeschalteten endokrinen Organe beeinflussen [18].

Die biologische Wirkung des eintreffenden LHRH-Pulses wird zum einen von dessen Frequenz und Amplitude und zum anderen von der Sensitivität der hypophysären Gonadotrophzellen moduliert. Die Ansprechbarkeit dieser Zellen ist wiederum eine Funktion ihrer Exposition zu zirkulierenden gonadalen Steroiden.

Gonadotrophzellen umfassen etwa ein Zehntel des Hypophysenvorderlappens (Adenohypophyse). Sie bilden und sezernieren die beiden Gonadotropine LH und FSH, wobei es bislang noch unklar ist, wieviele Gonadotrophzelltypen es gibt. LH und FSH sind Glykoproteine und bestehen aus zwei Peptidketten (α und β). Ihre Synthese und Freisetzung unterliegen der Regulation durch LHRH, wobei beide Gonadotropine unterschiedlich stark von dieser Steuerung abhängen. Seit geraumer Zeit wird auch ein separater FSH-Releasingfaktor (FSH-RH) postuliert.

Die Freisetzung der Gonadotropine erfolgt aufgrund der episodischen Sekretion von LHRH ebenfalls pulsatil. Bei Männern variieren die Pulsfrequenzen für LH zwischen 2 und 4 pro 6 h, während die Amplitudenschwankungen der LH-Werte von 35 bis 270 % der Basalspiegel reichen. Daher können Einzelmessungen nicht als genaue Wertangaben dienen.

Im Serum zirkulieren neben den voll funktionsfähigen Gonadotropinen auch Isomere oder Bruchstücke. Aus diesem Grunde ist für bestimmte Fragestellungen die Messung nicht nur der immunologischen Aktivität (z. B. durch Radioimmunoassays), sondern auch der biologischen Wirkung der Gonadotropine in einem Bioassay (z. B. Leydigzellassay) erforderlich. LH und FSH besitzen spezifische membranständige Rezeptoren in den Gonaden, über die ihre Signalwirkung fortgeleitet wird.

Die Wirkung der LHRH-Analoga erfolgt im wesentlichen auf der Ebene der Hypophyse und beinhaltet paradoxe Reaktionen. Um die genauen Zusammenhänge der Wirkungsmechanismen verstehen und die Perspektiven neuerer Entwicklungen abschätzen zu können, ist eine detaillierte Betrachtung der zellulären Vorgänge notwendig (s. auch Übersichten von Clayton [5], Kiesel u. Runnebaum [14, 15], Naor [20]).

Zelluläre Wirkung von LHRH und Analoga an der Hypophysenzelle

Das hypothalamische LHRH gelangt über den bereits erwähnten hypophysären Kreislauf an die Hypophysenzellen und bindet an spezifischen membranständigen Rezeptoren. An diese Rezeptoren lagern sich LHRH-Agonisten an, die eine wesentlich höhere Potenz besitzen. Ihre primäre Wirkung entspricht der des LHRH-Moleküls und unterscheidet sich nur in der paradoxen Hemmwirkung in der zweiten Phase.

Die Hormoneinwirkung von LHRH und dessen Agonisten führt zur Mikroaggregation und Aktivierung der LHRH-Rezeptoren, die die Synthese und Sekretion der Gonadotropine ermöglicht (Abb. 3). Nach Bindung des LHRH-Moleküls an seinem Rezeptor wird der LHRH-Rezeptorkomplex in die Zelle aufgenommen und abgebaut. Diese Internalisierung kann sowohl für LHRH-Agonisten als auch für LHRH-Antagonisten erfolgen, jedoch bestehen Unterschiede in der Geschwindigkeit der Internalisierung [8].

Für die Auslösung der Gonadotropinsekretion in vitro ist die alleinige Bindung von LHRH an seinem Rezeptor notwendig und erfordert nicht die Internalisierung. Die Bindung des Dekapeptids an der Zelloberfläche führt zu Konformationsänderungen der LHRH-Rezeptoren, und dies bedingt die kalziumabhängige Freisetzung der Gonadotropine [5].

Die einmalige Gabe von LHRH ruft ein biphasisches Muster an Plasma-LH hervor, das auf 2 Kompartimente von LH in der menschlichen Hypophyse hinweist.

Seit der Strukturidentifizierung von LHRH im Jahre 1971 versuchte man, die intrazelluläre Signalübermittlung (Second-Messenger-System) in Gonadotrophen zu klären. Es zeigte sich später, daß auch diese Wege von LHRH-Analoga beeinflußt werden. Erste Untersuchungen ließen zyklische Nukleotide, cAMP und cGMP, als mögliche intrazelluläre Überträgersubstan-

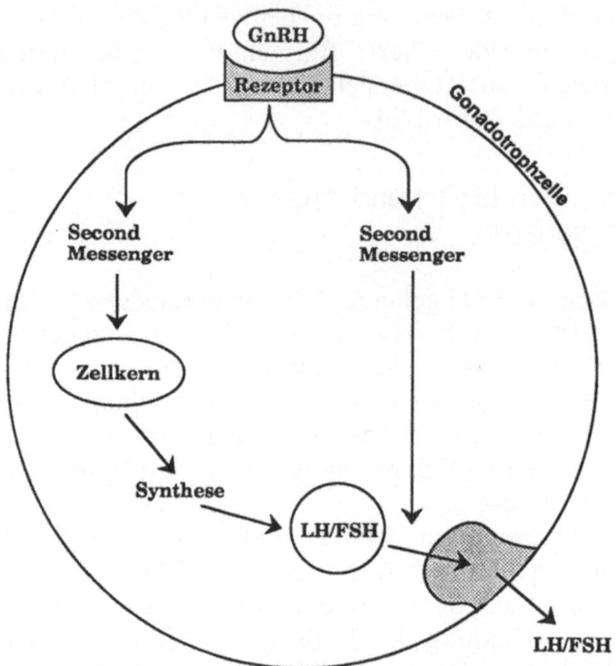

Abb. 3. Stimulation der Synthese und Sekretion von den Gonadotropinen LH und FSH durch LHRH (GnRH) in einer Gonadotrophzelle der Hypophyse

zen der Gonadotropinsekretion vermuten [2, 21]. Spätere Experimente zeigten, daß die zyklischen Nukleotide nicht Second Messenger der Gonadotropin*sekretion* [7, 22] sind, sondern möglicherweise bei der Gonadotropin*synthese* beteiligt sind. Übereinstimmung herrscht jedoch darüber, daß die LHRH-stimulierte Gonadotropinsekretion kalziumabhängig ist [22, 12]. Die Suche nach den tatsächlichen Second Messengern deckte eine komplexe Kaskade an intrazellulären Substanzen auf. Die derzeitige Vorstellung umfaßt das folgende Bild über das Zusammenwirken der Botenstoffe in der Gonadotrophzelle: Die Bindung des LHRH am zellmembranständigen Rezeptor führt über die Aktivierung des Rezeptors zur Anregung des daran gekoppelten GTP-Bindungsproteins [20]. Dies bewirkt an der Innenseite der Zellmembran den Abbau von Phospholipiden zu phosphorylierten Zuckermolekülen (Inositolphosphaten) und zu einem aktiven Lipid, dem Diazylglyzerol [16]. Beide Substanzen leiten dieses Signal weiter. Inositolphosphate steuern Kalziumströme in die Zelle sowie auch aus Zellspeichern zu dem jeweiligen Wirkort [17]. Kalzium wird bei zahlreichen Zellvorgängen benötigt [7]. Aus Lipiden wird eine Fettsäure, die Arachidonsäure, freigesetzt und zu aktiven Metaboliten, den Leukotrienen, verstoffwechselt [13]. Der dritte Arm der Kaskade besteht in der Aktivierung der Proteinkinase C. Dieses zytosolische Enzym wird durch Kalzium und Diazylglyzerol zur Plasmamembran transloziert. Die Proteinkinase C stimuliert die Hormonsekretion durch Phosphorylierung von Proteinen [20]. Insgesamt ist somit das Zusammenwirken verschiedener intrazellulärer Botenstoffe für die Sekretion von Gonadotropinen erforderlich.

Prinzip der Wirkung von LHRH-Analoga

Die pulsatile Zufuhr von LHRH mit einer physiologischen Frequenz führt bei Tieren mit ausgeschaltetem Hypothalamus zu einer normalen Sekretion von LH und FSH. Die Veränderung des exogen zugeführten Pulsmusters, z. B. durch Verminderung der Frequenz, löst einen Abfall von LH und FSH aus [18]. Dies weist auf eine empfindlich gesteuerte Sekretion der Gonadotropine hin. Aus diesem Grunde führt die kontinuierliche hochdosierte Applikation von LHRH und insbesondere von hochpotenten LHRH-Agonisten zur paradoxen Hemmung der Hypophysenfunktion. Die Verabreichung von LHRH-Analoga, die ursprünglich zur Stimulation der Gonadotropinfreisetzung eingesetzt werden sollten, führt nach einer vorübergehenden Stimulation zum Funktionsverlust der Hypophyse, den man auch *Desensitivierung* nennt [10]. Somit verhindern LHRH-Agonisten durch eine paradoxe Hemmung der Hirnanhangsdrüse, daß das hypothalamisch freigesetzte LHRH an den Gonadotrophzellen wirken kann. Der zellvermittelte Mechanismus der Desensitivierung umfaßt die Verminderung der LHRH-Rezeptorzahl (*Down-Regulation*) sowie die Entkoppelung der Rezeptoren von den nachgeschalteten Second Messengern [11]. Einzelinjektionen eines LHRH-Analogons führen innerhalb von 30–60 min zum Verlust der hypophysären LHRH-Rezeptoren, und diese Rezeptorverminderung hält 16 h lang an. Die Zellfunktion der Gonadotrophzellen ist nach Beendigung der Therapie innerhalb weniger Tage wiederhergestellt.

Diese reversible medikamentöse Kastration ermöglicht daher den sinnvollen therapeutischen Einsatz von LHRH-Analoga bei einer Vielzahl von sexualsteroidabhängigen benignen und malignen Erkrankungen (s. Übersichten von Furr u. Woodburn [9], Santen et al. [24], Sandow [23]).

Literatur

1. Belchetz PE, Plant TM, Nakai Y, Keogh EJ, Knobil E (1978) Hypophysial responses to continuous and intermittent delivery of hypothalamic gonadotropin-releasing hormone. Science 202: 631–633
2. Borgeat P, Chavancy G, Dupont A, Labrie F, Arimura A, Schally AV (1972) Stimulation of adenosine 3′, 5′-cyclic monophosphate in anterior pituitary gland in vitro by synthetic luteinizing hormone-releasing hormone. Proc Natl Acad Sci USA 69: 2677–2681
3. Burgus R, Butcher M, Ling N et al. (1971) Structure molécule du facteur hypothalamique (LFR) d'origine ovine controlant la sécrétion de la hormone gonadotrope hypophysaire de lutéinisation (LH). C R Acad Sci (D) (Paris) 273: 1611–1613
4. Carmel PW, Araki S, Ferin M (1976) Pituitary stalk portal blood collection in rhesus monkeys: evidence for pulsatile release of gonadotropin-releasing hormone (GnRH). Endocrinology 99: 243–248
5. Clayton RN (1989) Gonadotrophin-releasing hormone: its actions and receptors. J Endocrinol 120: 11–19
6. Clayton RN, Catt KJ (1981) Gonadotropin releasing hormone receptors: characterization, physiological regulation, and relationship to reproductive function. Endocr Rev 21: 186–209
7. Conn PM, Rogers DC, Sandhu FS (1979) Alteration of the intracellular calcium levels stimulates gonadotropin release from cultured rat anterior pituitary cells. Endocrinology 105: 1122–1127
8. Conn PM, Huckle WR, Andrews WV, McArdle CA (1987) The molecular mechanism of action of gonadotropin releasing hormone (GnRH) in the pituitary. Rec Progr Hormone Res 43: 29–61
9. Furr BJA, Woodburn JR (1988) Luteinizing hormone-releasing hormone and its analogues: a review of biological properties and clinical uses. J Endocrinol Invest 11 (7): 535–557
10. Helm K, Kiesel L, Rabe T, Runnebaum B (1988a) Desensitization of pituitary cells by gonadotropin-releasing hormone in vitro. In: Runnebaum B, Rabe T, Kiesel L (eds) „Female contraception". Springer, Berlin Heidelberg New York Tokyo, pp 184–191

11. Helm KJ, Kiesel L, Rabe T, Przylipiak A, Runnebaum B (1988b) The role of protein kinase C in desensitization of rat pituitary cells induced by gonadotropin-releasing hormone. Acta Endocrinol (Copenh) 117 (Suppl 287): 100–101
12. Kiesel L, Catt KJ (1984) Phosphatic acid and the calcium-dependent actions of gonadotropin-releasing hormone in pituitary gonadotrophs. Arch Biochem Biophys 231: 202–210
13. Kiesel L, Catt KJ (1987) Stimulation of luteinizing hormone release and cyclic nucleotide production by arachidonic acid in cultured gonadotrophs. Neuroendocrinology 46: 1–9
14. Kiesel L, Runnebaum B (1989) Intracellular aspects of gonadotropin-releasing hormone. In: Vickery B (ed) „Proceedings of the International Symposium on GnRH Analogues in Cancer and Human Reproduction". MTP Press, Lancaster
15. Kiesel L, Runnebaum B (1990) Gonadotropin-Releasing-Hormon-Agonisten-Physiologie und Pharmakologie. In: Schindler AE (Hrsg) Neue Therapiemöglichkeiten mit GnRH-Agonisten in der Gynäkologie. Braun, Karlsruhe, S 9–21
16. Kiesel L, Bertges K, Rabe T, Runnebaum B (1986) Gonadotropin releasing hormone enhances polyphosphoinositide hydrolysis in rat pituitary cells. Biochem Biophys Res Commun 134: 861–867
17. Kiesel L, Lukács GL, Eberhardt I, Runnebaum B, Spät A (1987) Effect of inositol 1, 4, 5-trisphosphate and GTP on calcium release from pituitary microsomes. FEBS Lett 217: 85–88
18. Knobil E (1980) The neuroendocrine control of the menstrual cycle. Rec Prog Horm Res 36: 53–88
19. Matsuo H, Baba Y, Nair RMG, Arimura A, Schally AV (1971) Structure of porcine LH and FSH releasing factor: I. The proposed amino acid sequence. Biochem Biophys Res Commun 43: 1334–1339
20. Naor Z (1990) Signal transduction mechanisms of Ca^{2+} mobilizing hormones: the case of gonadotropin-releasing hormone. Endocr Rev 11 (2): 326–353
21. Naor Z, Snyder G, Fawcett CP, McCann SM (1978) A possible role for cGMP in mediating the effect of LH-RH on gonadotropin release in dispersed pituitary cells of the female rat. J Cyclic Nucleotide Res 4: 475–486
22. Naor Z, Catt KJ (1980) Independent actions of gonadotropin releasing hormone upon cyclic GMP production and luteinizing hormone release. J Biol Chem 255: 342–344
23. Sandow J (1983) Clinical applications of LHRH and its analogues. Clin Endocrinol 18: 571–592
24. Santen RJ, Manni A, Harvey H (1986) Gonadotropin releasing hormone (GnRH) analogs for the treatment of breast and prostate carcinoma. Breast Cancer Res Treat 7: 129–145

Worin besteht die galenische Innovation bei Enantone® Monats-Depot?

R. Hübner

Historische Entwicklung

Zunächst soll in einem kurzen Abriß die Geschichte dieser Entwicklung geschildert werden.

Nachdem 1948 von Harris [7] die Theorie der Hypothalamus-Hypophysen-Gonaden-Achse aufgestellt wurde, arbeiteten verschiedene Arbeitsgruppen an der Strukturaufklärung des humanen Gonadotropin-Releasing-Hormons (GnRH).

Es dauerte bis zum Jahre 1971, bis Schally et al. [15] die Strukturaufklärung und Synthese des GnRH's gelang.

Im selben Jahr konnten die japanischen Wissenschaftler Matsuo, Baba und Arimura die Struktur des LH-RH-Dekapeptids beim Schwein aufklären [3, 10]. 1974 wurde schließlich in den Labors von Takeda in Osaka ein Analogon zum menschlichen LHRH Dekapeptid entwickelt. Dieses Hormon besteht aus neun Aminosäuren und besitzt eine 50- bis 80fache Wirksamkeit im Vergleich zum natürlichen GnRH [6, 12], was durch eine höhere Bindungsaffinität zum hypophysären Rezeptor und eine deutlich längere Halbwertzeit erklärt wird.

Diese Substanz aus den Labors von Takeda erhielt die wissenschaftliche Bezeichnung Leuprorelinacetat. Sie unterscheidet sich vom natürlichen GnRH zum einen durch die Substitution des Glyzins an Position 6 des natürlichen GnRH's durch D-Leuzin sowie durch den Ersatz des an zehnter Stelle beim natürlichen Hormon stehenden Glyzins durch eine Ethylamid-Gruppe.

Natürliches LH-RH										
	1	2	3	4	5	6	7	8	9	10
Pyro	– Glu	– His	– Trp	– Ser	– Tyr	– Gly	– Leu	– Arg	– Pro	– Gly – NH_2
Leuprorelinacetat (Enantone®)										
Pyro	– Glu	– His	– Trp	– Ser	– Tyr	– DLeu	– Leu	– Arg	– Pro	– $NHCH_2 – CH_3$

Strukturformel

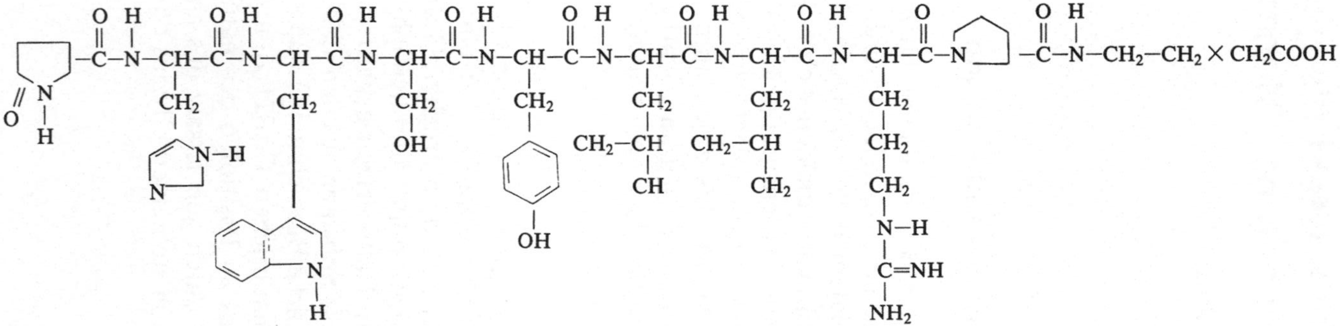

$-C-N-CH-C-N-CH-C-N-CH-C-N-CH-C-N-CH-C-N-CH-C-N-CH-C-N\quad -C-N-CH_2-CH_2 \times CH_2COOH$

Abb. 1. Struktur von Leuprorelinacetat

Galenische Entwicklung

Mit dem Wirkstoff Leuprorelinacetat entstand zunächst ein Arzneimittel zur täglichen Injektion, das in den USA 1985 von der FDA zur Behandlung des fortgeschrittenen Prostatakarzinoms zugelassen wurde. Dieses Präparat muß täglich subkutan injiziert werden. Um nun die Anwendung zu vereinfachen und die Compliance zu erhöhen, wurden verschiedene Anstrengungen unternommen, neue galenische Darreichungsformen zu entwikkeln. Einer dieser Wege für oral nicht applizierbare Substanzen ist die intranasale Verabreichung.

Die Resorptionsquote nach intranasaler Anwendung ist für LHRH-Analoga jedoch gering und großen Schwankungen unterworfen. Die Bioverfügbarkeit beträgt z. B. für Nafarelin nach intranasaler Verabreichung am Rhesusaffen nur 2 % im Vergleich zur subkutanen Injektion [2], für Buserelin 3,3 %.

Bei Takeda wurden deshalb Versuche mit Zusatz von Resorptionsvermittlern wie α-Cyclodextrin durchgeführt. Dazu wurden z. B. Ratten nach einem kleinen chirurgischen Eingriff, um die Drainage der applizierten Lösung in der Nasenhöhle zu verlangsamen, jeweils verschiedene Konzentrationen von Leuprorelinacetat mit bzw. ohne α-Cyclodextrin mittels Mikropipette verabreicht. Die Bioverfügbarkeit von Leuprorelinacetat mit Zusatz von α-Cyclodextrin war bei Ratten wie bei Hunden etwa um den Faktor 3 höher als ohne Zusatz und erreichte 69 bzw. 87 % der einer intravenösen Verabreichung, berechnet über die AUC [16].

Bei freiwilligen Probanden wurde ebenfalls Leuprorelinacetat in Form einer Nasenlösung angewandt, hier jedoch ohne chirurgische Manipulation an der Nasenhöhle. Dabei waren die gefundenen Serumspiegel sowie die Fläche unter der Kurve nach Zusatz eines Resorptionsvermittlers doppelt so groß wie ohne. Im Vergleich zu einer subkutanen Injektion betrug die Bioverfügbarkeit mit α-Cyclodextrin-Zusatz etwa 5,6 %.

Die deutlichen Unterschiede zu den tierexperimentellen Ergebnissen beruhen wahrscheinlich auf den Untersuchungsbedingungen sowie auf morphologischen Aspekten. Die daneben bestehende große interindividuelle Streuung bei verschiedenen Personen wie auch die mögliche intraindividuelle Variabilität (z. B. Durchblutungsveränderung der Nasenschleimhaut in Abhängigkeit von der Lufttemperatur oder bei Rhinitis) ließen deshalb eine intranasale Anwendung wegen der problematischen Sicherstellung einer konstanten Wirkung für Takeda als nicht sinnvoll erscheinen.

In der weiteren Entwicklung konzentrierte sich Takeda deshalb auf injizierbare Depotzubereitungen, die nur einmal pro Monat angewandt werden müssen. Dazu wurden „Microspheres" entwikkelt, die in einer Matrix aus einem Copolymer den Wirkstoff enthalten und aus denen Leuprorelinacetat nach einer Kinetik nullter Ordnung über einen Monat freigesetzt wird. Als optimales Copolymer wurde ein Polymerisat aus DL-Glycolsäure/Milchsäure im Verhältnis 1:3 gewählt. Dieses zeichnet sich dadurch aus, daß es nach Applikation im Körper langsam auf nicht enzymatischem Weg in Milchsäure und Glycolsäure gespalten wird. Derartige Copolymere finden als resorbierbares Nahtmaterial in der Chirurgie breite Verwendung.

Die systemische Toxizität des Dexon-Nahtmaterials wurde von Pasimeni [14] an verschiedenen Spezies untersucht, wobei die Unbedenklichkeit des implantierten Materials bestätigt wurde. Zur lokalen Verträglichkeit des Copolymers liegen ebenso eine Reihe von Arbeiten vor [17, 9, 18, 4, 1, 5], aus denen hervorgeht, daß die Gewebereizung durch das Copolymer gering ist und das Material innerhalb von ca. 60 Tagen vollständig resorbiert wird.

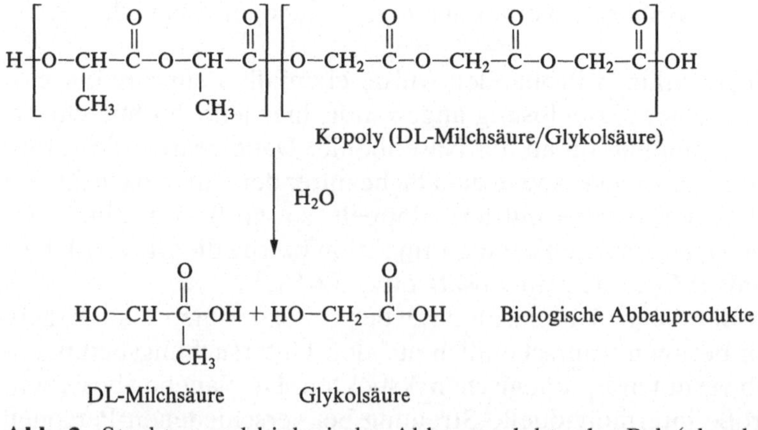

$$H\left[O-\underset{CH_3}{\underset{|}{CH}}-\overset{O}{\overset{\|}{C}}-O-\underset{CH_3}{\underset{|}{CH}}-\overset{O}{\overset{\|}{C}}\right]\left[O-CH_2-\overset{O}{\overset{\|}{C}}-O-CH_2-\overset{O}{\overset{\|}{C}}-O-CH_2-\overset{O}{\overset{\|}{C}}\right]OH$$

Kopoly (DL-Milchsäure/Glykolsäure)

$$\Big\downarrow H_2O$$

$$HO-\underset{CH_3}{\underset{|}{CH}}-\overset{O}{\overset{\|}{C}}-OH + HO-CH_2-\overset{O}{\overset{\|}{C}}-OH$$

Biologische Abbauprodukte

DL-Milchsäure Glykolsäure

Abb. 2. Struktur und biologische Abbauprodukte der Poly(glycolsäure, -milchsäure)

Somit stellt dieses Copolymer vom Standpunkt der Sicherheit aus ein ideales Material zur Regulierung der Freisetzung dar. Eine weitere Eigenschaft von Poly(glycolsäure/milchsäure) ist, daß es ohne Katalysator synthetisiert werden kann, wodurch die Möglichkeit, daß es dadurch zu einer toxischen Wirkung in dem Depot-Präparat kommt, ausgeschaltet wird.

Zur Bestimmung eines Copolymers mit optimalen Depoteigenschaften wurden Materialien mit unterschiedlichen Molekulargewichten und Glycolsäure/Milchsäure-Verhältnissen in Ratten eingesetzt und das Abbauprofil bestimmt. Bei einem Depot für eine Anwendung einmal pro Monat erfüllte ein Copolymer mit einem Molekulargewicht von 14.000 und einem Glycolsäure/Milchsäure-Verhältnis von 25 % zu 75 % die Anforderungen am besten.

Mikrokapseln mit Leuprorelinacetat werden über ein Trocknungsverfahren hergestellt. Zunächst wird eine wäßrige Lösung von Leuprorelinacetat in einer Lösung des Copolymers in Methylenchlorid emulgiert. Diese Wasser-in-Öl(W/O)-Emulsion wird anschließend in einer wäßrigen Lösung von Polyvinylalkohol zur Bildung einer W/O/W-Emulsion dispergiert. Das Methylenchlorid wird danach aus der Emulsion verdampft, was zu einer Einkapselung des Arzneimittels in das Copolymer führt. Die feuchten Mikrokapseln werden durch Zentrifugation gesammelt, gefriergetrocknet und zur Entfernung des restlichen organischen Lösungsmittels vakuumgetrocknet.

Hierbei ist in jedem einzelnen Schritt die Wahl der richtigen Verfahrenstempertur und der optimalen Viskosität jeder Lösung wesentlich, um sphärisch geformte Mikrokapseln zu erhalten und das wasserlösliche Arzneimittel gut einzuschließen.

Entscheidend für die spätere kontinuierliche Freisetzung des Wirkstoffs aus dem Copolymer sind die Größe der Partikel sowie deren Verteilungsspektrum und der relative Wirkstoffgehalt.

Der Anteil von Wirkstoff in den Retardmikrokapseln beträgt etwa 10 %. Exakt ausgedrückt enthalten 44,1 mg Retardmikrokapseln 33,1 mg des Copolymers und 3,75 mg Leuprorelinacetat. Die so gewonnenen Retardmikrokapseln werden zur Applikation in einem speziellen Suspensionsmittel suspendiert und injiziert.

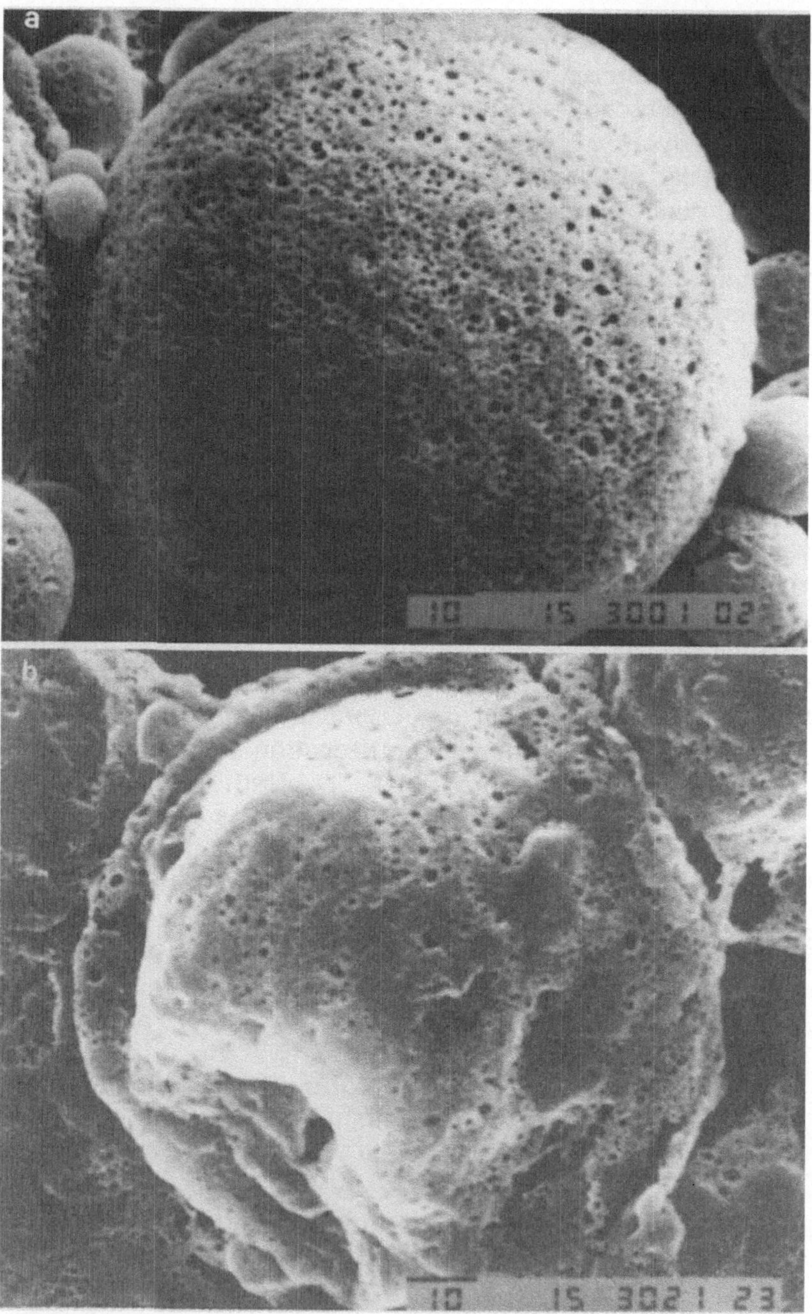

Abb. 3a, b. Die innovative Galenik von Enantone®

Tierexperimentelle Untersuchungen

In umfassenden Versuchen wurde dann die Freisetzungscharakteristik für Leuprorelinacetat aus den Retardmikrokapseln untersucht.

Dazu wurden Ratten Mikrokapseln mit einem mittleren Durchmesser von 20 μm in einer Dosierung von 3 mg Leuprorelinacetat/kg KG unter Verwendung eines Suspensionsmittels subkutan oder intramuskulär injiziert. Das in den Mikrokapseln an der exzidierten Injektionsstelle verbleibende Leuprorelinacetat wurde in Zeitabschnitten bis zu 4 Wochen gemessen. In dieser Zeit wurde das Leuprorelinacetat mit einer konstanten Geschwindigkeit freigesetzt.

Nach einmaliger intramuskulärer Injektion von Mikrokapseln mit Dosen von 13,5–1350 μg Leuprorelinacetat wurde der Serumtestosteronspiegel bei Ratten innerhalb einer Woche unter den Normbereich gesenkt, nachdem es zu einer kurzzeitigen Spiegelerhöhung gekommen war. Die Testosteronsuppression hielt 6 Wochen an.

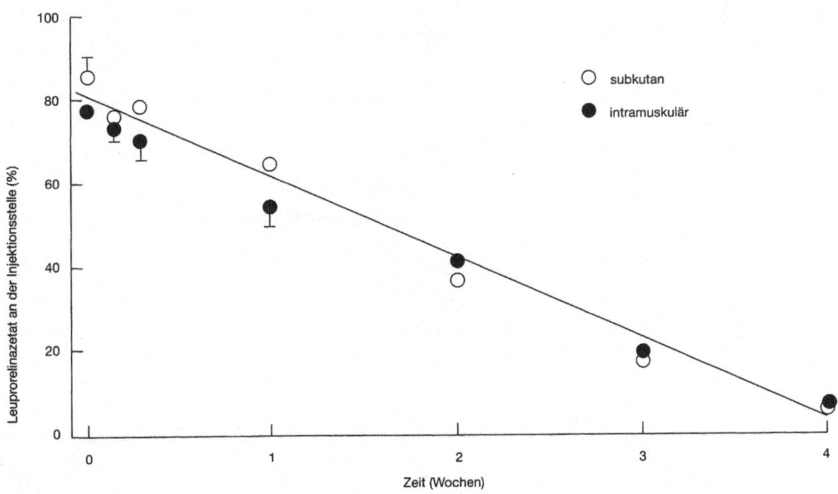

Abb. 4a. Abnahme des Leuprorelinacetats in Retardmikrokapseln an der Injektionsstelle

Bei der subkutanen Verabreichung von 3 mg Leuprorelinacetat/kg KG bei Ratten oder 1,5 mg/kg KG bei Hunden in Abständen von 4 Wochen 12 Wochen lang wurde ebenfalls nach der ersten Injektion ein Anstieg des Serumtestosterons beobachtet, bevor es zu einer dauerhaften Senkung kam, die auch bei den späteren Injektionen bestehen blieb.

In Untersuchungen zur lokalen Verträglichkeit kam es weder nach intramuskulärer noch subkutaner Injektion des Depots an Kaninchen zu einer lokalen Reizung.

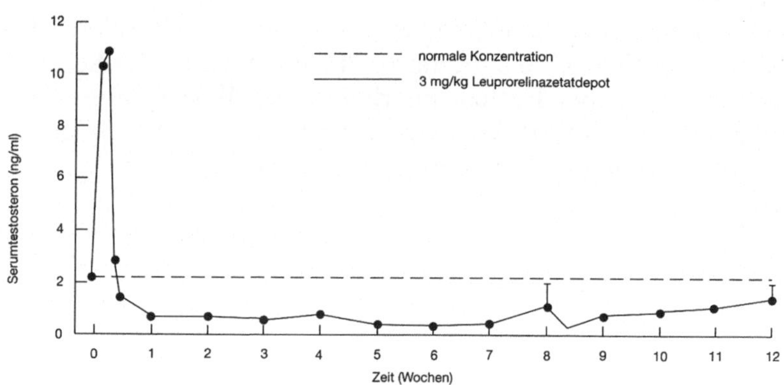

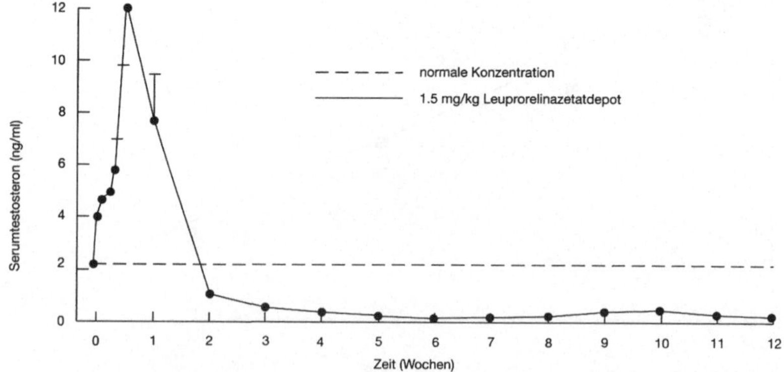

Abb. 4b. Serumtestosteronspiegel nach 3 subkutanen Injektionen bei Ratten (obere Abbildung) bzw. Hunden (untere Abbildung)

Klinische Untersuchungen

Nach diesen hoffnungsvollen Ergebnissen mit der neuen Depotform an Tieren und den seinerzeit schon vorliegenden positiven Erfahrungen nach der Anwendung von Leuprorelinacetat zur täglichen Injektion beim Patienten wurden mit dieser Depotformulierung umfangreiche klinische Studien in den USA, in Europa und Japan durchgeführt.

Die Freisetzungseigenschaften für Leuprorelinacetat aus der beschriebenen Depotformulierung konnten dabei in den klinischen Phasen der Entwicklung bestätigt werden.

Die Bioverfügbarkeit, berechnet durch Vergleich mit der AUC (Fläche unter der Kurve) einer i. v. Gabe von 1 mg Leuprorelinacetat, beträgt nach einem Monat für Enantone Monats-Depot 98 %.

Vorteile der galenischen Form

Die Retardmikrokapseln werden durch einfaches Aufschütteln in einem speziellen Suspensionsmittel suspendiert. Diese Suspension von 44,1 mg Retardmikrokapseln mit 3,75 mg Leuprorelinacetat, einmal pro Monat subkutan oder, wie in anderen Ländern bevorzugt, intramuskulär verabreicht, gewährleistet nach einem anfänglich einmaligen, kurzfristigen Anstieg des Serumtestosteronspiegels eine dauerhafte Senkung in den Kastrationsbereich.

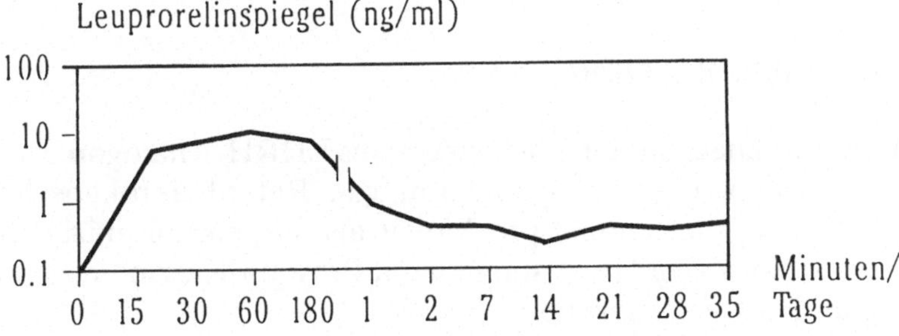

Abb. 5. Leuprorelinacetat-Serumspiegel nach einmaliger s.c.-Verabreichung von Enantone Monats-Depot mit 3,75 mg Leuprorelinacetat bei Patienten (Nach Mazzei et al. [11])

Die Zubereitung als Depotsuspension mit einer sehr geringen Gesamtmenge an Substanz (44,1 mg) ermöglicht eine nahezu schmerzfreie subkutane Injektion mit einer sehr dünnen Nadel bei Wahl des Applikationsortes (z. B. Bauchhaut, Oberschenkel, Gesäß).

Es wird kein Lokalanästhetikum als Prämedikation benötigt. Durch die Injektionsart ist auch ein problemloses Aspirieren vor Gabe der Injektion möglich, um eine intravasale Injektion auszuschließen.

Weiterhin stellen auch marcumarisierte Patienten mit einer latenten Blutungsgefahr kein Ausschlußkriterium dar, da die dünne Nadel eine Gewebeläsion sehr gering ausfallen läßt.

Die Retardmikrokapseln und das dazugehörige Suspensionsmittel sind 24 Monate bei 25 °C Raumtemperatur haltbar. Eine Lagerung im Kühlschrank ist nicht notwendig.

Die fertige Suspension ist 24 h haltbar.

Diese innovative galenische Form des LHRH-Analogons Leuprorelinacetat, Enantone Monats-Depot, ist zur symptomatischen Behandlung fortgeschrittener hormonabhängiger Geschwülste der Vorsteherdrüse (Prostatakarzinome) durch das Bundesgesundheitsamt zugelassen.

Die Therapie weiterer Erkrankungen, bei denen durch die Gabe des LHRH-Analogons Enantone Monats-Depot eine Hormonsuppression angezeigt ist, ist Thema klinischer Prüfungen bzw. ist in einigen Ländern schon zugelassen. Dazu gehört u. a. die Behandlung der Endometriose, des Uterus myomatosus sowie des Mamma-Karzinoms.

Zusammenfassung

Leuprorelinacetat, ein hochwirksames LHRH-Analogon, steht in einer Depotzubereitung in Form von Retardmikrokapseln zur Verfügung, die, einmal pro Monat als Suspension injiziert, den Testosteronspiegel bei Patienten mit Prostata-Karzinom zuverlässig in den Kastrationsbereich senkt.

Die Depotwirkung beruht auf dem Einschluß der Wirksubstanz in Partikel aus einem Copolymer aus Glycolsäure und Milchsäure, das im Körper wie chirurgisches Nahtmaterial in die beiden

Ausgangsbestandteile zerlegt und selbst vollständig resorbiert wird. Dabei wird der Wirkstoff kontinuierlich über einen Monat freigesetzt. Studien ergaben, daß ein Copolymer mit einem Molekulargewicht von 14 000 und einem Glycolsäure-Milchsäure-Verhältnis von 1:3 optimale Freisetzungseigenschaften aufweist.

Die durch einfaches Aufschütteln in einem speziellen Suspensionsmittel herzustellende Suspension aus 44,1 mg Retardmikrokapseln mit 3,75 mg Leuprorelinacetat kann aufgrund der besonderen Galenik wie eine normale subkutane Injektion mit einer sehr dünnen Nadel appliziert werden.

In umfangreichen klinischen Untersuchungen wurden die Wirksamkeit und Sicherheit dieses innovativen Präparates für die Behandlung des fortgeschrittenen hormonabhängigen Prostata-Karzinoms überzeugend belegt. Mittlerweile liegen die Erfahrungen mit der Behandlung mit Leuprorelinacetat an weit über 35 000 Patienten vor.

Weitere Anwendungsgebiete, bei denen eine Hormonsuppression durch die Gabe eines LHRH-Analogons angezeigt ist, befinden sich für Leuprorelinacetat in klinischer Prüfung bzw. sind in Europa und USA bereits zugelassen.

Diskussion

Diskussionsleiter: Vielen Dank, Herr Hübner, für Ihren Vortrag; ich würde vorschlagen, daß wir diesen Vortrag im Rahmen der Diskussion der anderen Vorträge mitdiskutieren.

Wir gehen jetzt über zu dem mehr klinischen Teil. Ich möchte zwei Sätze vorausschicken. Die Behandlung des fortgeschrittenen Prostatakarzinoms ist seit 50 Jahren im Prinzip ja unverändert: Senkung des Testosteronspiegels, was man am einfachsten erreicht mit der beiderseitigen Orchiektomie. Dies ist in Deutschland nach wie vor die Standardtherapie, aber auch vor 20, 30 oder 40 Jahren gab es Alternativen, die Östrogene, die wir Gott sei Dank heute wegen der Nebenwirkungen verlassen haben. In den letzten 8 Jahren standen uns jetzt die LHRH-Analog-Präparate zur Verfügung. Eine Reihe von ihnen hat Erfahrungen mit den täglich zu applizierenden Präparaten mit dem Problem der Patientencomplience, und dieses ist sicher sehr problematisch, wenn man den Tumorverlauf sich anschaut. Insofern sind wir in der Klinik und sicher auch in der Praxis sehr glücklich, daß es heute LHRH-Depot-Präparate wie das Leuprorelinacetat gibt.

Literatur

1. Aird CC, Matory WF (1974) Experimental evaluation of Dexon suture in the dog. H Natl Med Assoc 66: 424–425
2. Anik S et al. (1984) Nasal absorption of nafarelin acetate, the decapeptide [D-Nal(2)^6] LHRH, in rhesus monkeys. I. J Pharm Sci 73: 684–685
3. Arimura A et al. (1979) Reduction of testicular luteinizing hormone/human chlorionic gonadotropin receptors by [D-Trp^6]-luteinizing hormone releasing hormone in hypophysectomized rats. Biochem Biophys Res Commun 90 (3): 687–693
4. Conn J jr et al. (1974) Vicryl (Polyglactin 910) synthetic absorbable sutures. Am J Surg 128: 142–152
5. Cutright DE et al. (1981) Histologic comparison of polylactic and polyglycolic acid sutures. Oral Surg 32: 165–173
6. Eisenberger MA et al. (1986) Gondotropin hormone-releasing hormone analogues: a new therapeutic approach for prostatic carcinoma. J Clin Oncol 4 (3): 414–424
7. Harris GW (1948) Neural Control of the Pituitary Gland. Physiol Rev 28 (2): 139–179
8. Huggins C et al. (1941) Studies on prostatic cancer. I. The effect of castration, of estrogen and of androgen injection on serum phosphatases in metastatic carcinoma of the prostate. Cancer Res 1: 293–297
9. Kulkarni DE et al. (1966) Polylactic acid for surgical implants. Arch Surg 93: 839–843
10. Matsuo H et al. (1981) Structure of the Porcine LH- and FSH-releasing-hormone. I. The proposed amino acid sequence. Biochem Biophys Res Commun 43 (6): 1334–1339
11. Mazzei T et al. (1990) Human pharmacokinetic and pharmacodynamic profiles of leuprorelin acetate depot in prostatic cancer patients. J Intern Med Res 18 (Suppl 1): 42–56
12. Ogawa Y et al. (1989) Controlled release of LHRH agonist, leuprolide acetate, from microcapsules: serum drug level profiles and pharmacological effects in animals. J Pharm Pharmacol 41: 439–444
13. Pasimeni A (1976) Ricerche sull'attivita' teratogena e cancerogena di un materiale du sutura sintetica: il „dexon green". . Studi Urbinati-Serie di Farmacia 49: 173–194

14. Pasimeni A (1976) Ricerche tossicologiche su un materiale di satura sintetica: il „dexon green“. Studi Urbinati-Serie di Farmacia 49: 195–221
15. Schally AV et al. (1985) New approaches to treatment of hormone dependent prostate and mammary tumors with LH-RH analogs. In: Movin RJ, Bing RJ (eds) Frontiers in Medicine. Implications for the Future. Human Sciences Press, New York, pp 165–185
16. Shimamoto T et al. (1987) Pharmaceutical aspects. Nasal and depot formulation of leuprorelide. J Androl 8 (1): 14–16
17. Vischer GE et al. (1985) Biodegradation of and tissue reaction to 50:50 poly(DL-lactide-co-glycolide) microcapsules. J Biomed Mat Res 19: 349–365
18. Wise D et al. (1976) Sustained release of an antimaterial drug using a copolymer of glycolic lactic acid. Life Sci 19: 867–874

Hormonkinetik bei Suppression mit Enantone® Monats-Depot

A. Schilling

Einleitung

Im Enantone Monats-Depot wurde das LHRH-Analogon galenisch so eingebaut, daß eine sichere Depotwirkung über mindestens einen Monat ohne Gefahr einer Kumulierung erfolgt. Dazu wurde der Wirkstoff Leuprorelinacetat in einer Matrix aus dem Copolymer von Glycolsäure und Milchsäure (im Verhältnis 1:3) so eingebettet, daß sog. Sphäroide mit einem Durchmesser von 20 μm entstehen [6]. Dieses Copolymer wird wie chirurgisches Nahtmaterial resorbiert [1, 2, 4, 7, 8]. Das Leuprorelinacetat selbst hat eine um mindestens 50fach gesteigerte Wirksamkeit *gegenüber dem natürlich vorkommenden* GnRH [3]. Die Möglichkeit, durch die tägliche Einmalgabe von 1 mg Leuprorelinacetat den Serumtestosteronspiegel auf das Kastrationsniveau zu senken, konnte gezeigt werden [5].

Für die monatliche Applikationsform sollen folgende Fragen geklärt werden:

1) Wie hoch muß das Depot-Präparat dosiert werden, um eine zuverlässige chemische Kastration über einen Monat zu erreichen?
2) Wie wird das Leuprorelinacetat tatsächlich aus der galenischen Einbettung freigesetzt?
3) Inwieweit und wie schnell ist die chemische Kastration nach Absetzen von Enantone tatsächlich reversibel?

Material und Methode

Das Leuprorelinacetat wurde, eingebettet in Mikrosphären aus Poly(Glycolsäure, Milchsäure), *als lyophilisierter Puder* geliefert und entweder in der Dosierung 3,75 mg oder 7,5 mg Leuprorelinacetat pro Injektion *nach Suspension* s. c. oder i. m. über eine 16er (23G) Nadel verabreicht. Die Hormonbestimmungen wurden mit dem Radioimmunoassay unter Verwendung kommerzieller Kits durchgeführt.

Ergebnisse

Wie hoch muß das Depot-Präparat dosiert werden, um eine zuverlässige chemische Kastration über einen Monat zu erreichen? Die Dosisfindungs-Untersuchungen zeigten, daß sowohl mit 15,0 mg, mit 7,5 mg als auch mit 3,75 mg *Leuprorelinacetat als Depot,* sowohl subkutan als auch intramuskulär *monatlich* verabreicht, die chemische Kastration in gleicher Weise wie unter der täglichen Gabe von 1 mg Leuprorelinacetat erfolgt. Damit kann durch die Depotformulierung des Leuprorelinacetats die Dosis auf 1/10 reduziert werden.

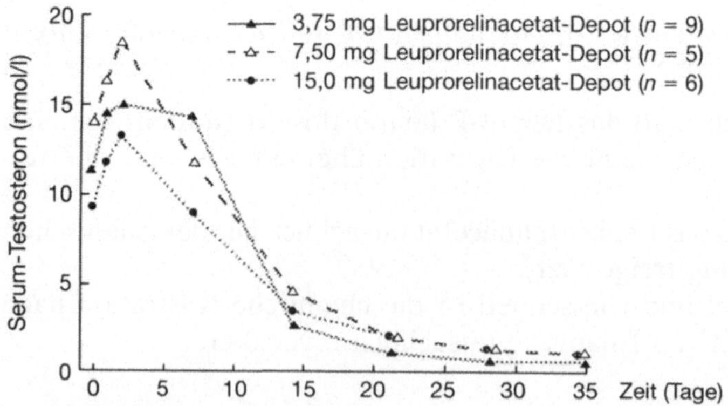

Abb. 1. Dosisfindung: sowohl mit 15,0 mg, mit 7,5 mg als auch mit 3,75 mg Leuprorelinacetat als Depot wird die chemische Kastration innerhalb eines Monats nahezu mit identischem Abfall des Serumtestosterons erreicht

Der Abfall des Serumtestosteronspiegels verläuft bei allen Dosierungen und Applikationsformen bzw. -wegen identisch, d. h. es kommt zunächst zu einer initialen Überproduktion des Testosterons mit anschließendem kontinuierlichem Abfall auf das Kastrationsniveau innerhalb von 28 Tagen (Abb. 1).

Wie wird das Leuprorelinacetat tatsächlich aus der galenischen Einbettung freigesetzt? Die Freisetzung des Leuprorelinacetats

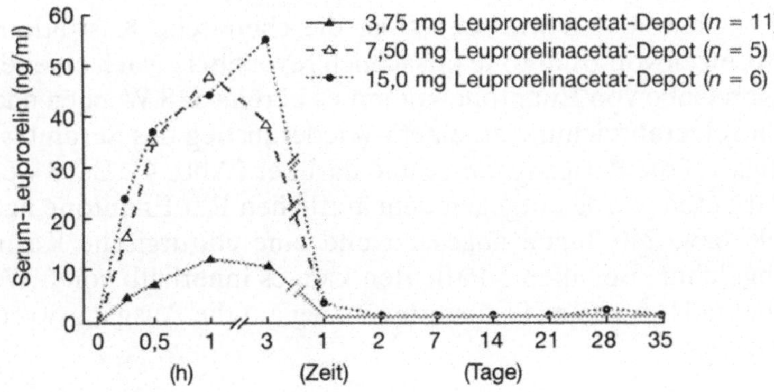

Abb. 2. Kurzer initialer Anstieg des Leuprorelin-Serumspiegels, dann kontinuierliche Freisetzung über einen Monat

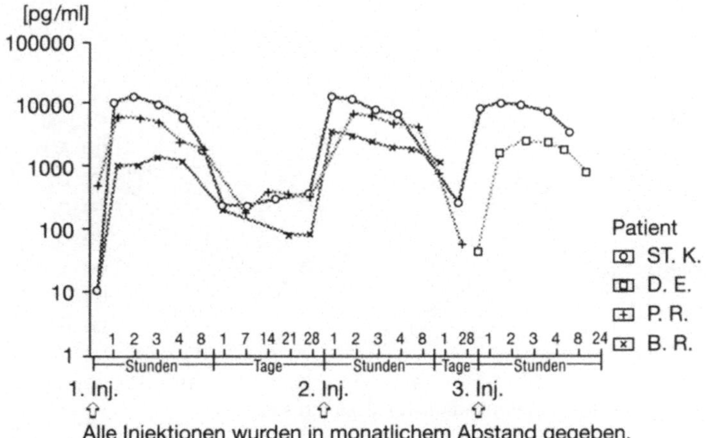

Abb. 3. Der initiale Anstieg des Serum-Leuprorelinacetats nach der Depot-Injektion zeigt keinen Einfluß auf das Serumtestosteron

aus dem Enantone verläuft zweiphasig. Nach einem wenige Stunden nach der Injektion erreichten Spitzenspiegel erfolgt ein kontinuierlicher Abfall. Der initiale Leuprorelin-Anstieg im Serum, der sich auch bei jeder weiteren Injektion wiederholt, ist vermutlich auf ein Aufbrechen der Mikrokapseln und dadurch kurzfristig vermehrte Abgabe der Wirksubstanz zurückzuführen (Abb. 2). Der Serumtestosteronspiegel wird, wie die Messungen insbesondere um die 2. und 3. Applikation zeigen, hiervon nicht beeinflußt (Abb. 3).

Inwieweit und wie schnell ist die chemische Kastration nach Absetzen von Enantone tatsächlich reversibel? Nach einer einmaligen Gabe von Enantone kommt es bereits 6–8 Wochen nach der Einzelverabreichung zu einem Wiederanstieg des Serumtestosterons auf die Ausgangswerte und darüber (Abb. 4). Bei 3 weiteren Patienten wurde entgegen dem ärztlichen Rat Enantone nach 56, 196 bzw. 240 Tagen abgesetzt und eine chirurgische Kastration abgelehnt. Bei allen 3 Patienten kam es innerhalb von 6 Wochen ebenfalls zu einem Testosteronanstieg auf die Ausgangswerte und darüber.

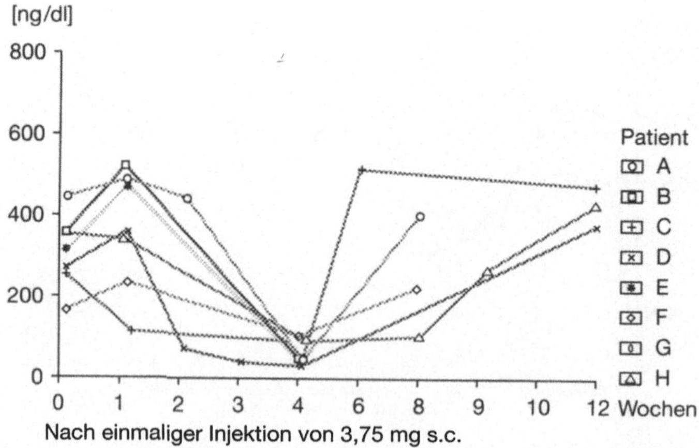

Abb. 4. Wiederanstieg des Serumtestosterons, Reversibilität der Kastration nach einmaliger Depot-Injektion: 6–8 Wochen nach der Einzelgabe werden die Ausgangswerte des Serumtestosterons wieder erreicht

Schlußfolgerung

Die chemische Kastration ist mit Enantone 3,75 mg s. c. oder i. m. durchführbar. Der Verlauf des Serumtestosteronspiegels während des ersten Monats ist derart, daß zumindest für diesen Zeitraum simultan mit einem Antiandrogen behandelt werden sollte.

Die galenische Zubereitung von Enantone ist zuverlässig; der natürliche Abbau und die damit verbundene Leuprorelin-Freisetzung führen zu einer kontinuierlichen Testosteronsenkung.

Nach Absetzen von Enantone steigt der Testosteronspiegel im Serum wieder an, d. h. die chemische Kastration ist zumindest nach einem Therapiezeitraum von 240 Tagen reversibel. Allerdings zeigt dieser Befund auch, daß der Injektionszeitraum nicht wesentlich verlängert werden darf, um den Testosteronserumspiegel im Kastrationsniveau zu halten – ein praktischer Gesichtspunkt z. B. bei Urlaubsreisen.

Diskussion

Frage: Können sie ganz kurz kommentieren, wenn wir über eine zusätzliche Antiandrogengabe in der ersten Phase sprechen, was dafür spricht, das reine Antiandrogen zu geben, oder gibt es Gründe, Cyproteronacetet zu nehmen, das ja als Gestagen zusätzlich eine Senkung des Testosterons macht?

A. Schilling: Es würde für das Cyproteronacetat sprechen, da dieses selber auch ein negatives Feedback auf die LH-Sekretion ausübt und deshalb quasi, schon im Vorfeld gegeben, die LH-Sekretion vermindern würde. Es gibt aber Untersuchungen von Schröder und auch von Labrie, daß ein nichtsteroidales Antiandrogen wie *Flutamid,* rechtzeitig gegeben, bei Patienten, die „at risk“ sind, die also ein hohes Tumorvolumen haben und PSA-positiv sind, nicht zu einer PSA-Erhöhung führt, wenn man sekundär dann einen LHRH-Agonisten gibt. D. h., wenn die Peripherie definitiv geblockt ist durch Cyproteronacetat oder *Flutamid,* läuft man nicht Gefahr, durch diese initiale Hyperstimulationsphase einen echten Flare-up zu induzieren. Aber man muß sich bei den Patienten, die ein solches Risiko darstellen,

z. B. einer ausgeprägten Metastasierung im Bereich der Wirbelsäule, darüber im klaren sein, daß in dieser Hyperstimulationsphase eine Wirbelkompression mit der Folge eines Querschnitts auftreten kann, wo man sich berechtigterweise dann Gedanken macht, ob die nicht durch diese initiale Stimulationsphase im Sinne des Flare-up's induziert worden ist.

Literatur

1. Aird CC, Matory WF (1974) Experimental evaluation of Dexon suture in the dog. J Natl Med Assoc 66: 424–425
2. Conn J jr et al. (1974) Vicryl (Polyglactin 910) synthetic absorbable sutures. Am J Surg 128: 142–152
3. Eisenberger MA et al. (1986) Gonadotropin hormone-releasing hormone analogues: a new therapeutic approach for prostatic carcinoma. J Clin Oncol 4 (3): 414–424
4. Kulkarni DE et al. (1966) Polylactic acid for surgical implants. Arch Surg 93: 839–843
5. Sharifi R et al. (1985) Comparison of leuprolide and diethylstilbestrol for stage D2 adenocarcinoma of prostate. Urology 26: 117–124
6. Toguchi H (1990) Pharmaceutical Manipulation of Leuprocelinacetat to improve clinical performance. J Int Med Res 18 (Suppl 1): 35–41
7. Vischer GE et al. (1985) Biodegradation of and tissue reaction to 50:50 poly(DL-lactide-co-glycolide) microcapsules. J Biomed Mater Res 19: 349–365
8. Wise D et al. (1976) Sustained release of an antimaterial drug using a copolymer of glycolic lactic acid. Life Sci 19: 867–874

Experience with Leuprorelin Acetate as a Depot Formulation for Prostate Cancer in a Long-Term Follow-Up Study

A. O'Brien, R. Grainger, and M. R. Butler

Introduction

Carcinoma of the prostate is a significant cause of morbidity and mortality in men aged 60 years and over. With the increasing life expectancy and improved screening, the incidence and prevalence of prostatic carcinoma have increased, particularly in developed countries. The incidence of newly diagnosed cases is the highest in the USA (75 per 100 000) and ranges from 10 to 40 per 100 000 in Europe [14]. In 1975, prostatic carcinoma was the second most common male cancer in industrialised countries and the third most frequent cause of death from cancer in men, accounting for about 10 % of such deaths [1]. While the true prevalence of prostatic carcinoma is unknown, it has been estimated to range from 5 % to 40 % of men over 50 years and in a series of autopsies has been as high as 67 % of men over 80 years old [3]. Even though the great majority of cases are not diagnosed, prostatic carcinoma must be the most prevalent carcinoma in men. The effective management of such a dominant carcinoma can only become increasingly important in the future.

The hormone dependency of prostatic carcinoma and the clinical response to androgen deprivation have been recognised for the past 50 years [5]. However, it was soon to be realised that not all cases of prostatic carcinoma were androgen dependent or responsive to androgen deprivation and that the advanced carcinoma in all patients who did respond would eventually progress due to the development of androgen independence or resistance to deprivation [4].

Due to the lack of any significantly effective modality of treatment for advanced (metastatic), androgen-independent carcinoma, any benefit resulting from androgen deprivation remains the mainstay of treatment for such cases. Since the revelation of significant mortality due to the cardiovascular toxicity of oestrogen therapy, surgical castration has been until recently the standard method of androgen deprivation [13].

Leuprorelin acetate (D-Leu^{6}-des-Gly^{10}-NH_2 proethylamide 9) is a luteinising hormone releasing hormone (LHRH) agonist with 15–20 times the activity of naturally occurring LHRH. Its administration causes an initial, transient increase in the serum testosterone levels. If serum concentrations of leuprorelin acetate are maintained, a paradoxical down-regulation or depletion of the pituitary receptors to LHRH occurs, resulting in a marked reduction of pituitary gonadotrophin secretion, which causes the serum testosterone levels to fall to within the castrate range.

Leuprorelin acetate was initially introduced clinically in the United States of America in 1984 as a once daily, subcutaneous injection of 1 mg. This regimen was shown to result reliably in castrate levels of serum testosterone within 3 weeks following the start of treatment [6]. A depot formulation was then developed in order to reduce the frequency of injections from once daily to once monthly [12]. Monthly subcutaneous or intramuscular injections of 7.5 mg of leuprorelin have been shown to produce hormonal profiles virtually identical to that produced by daily injections, with castrate levels of serum testosterone being maintained during a 24-week follow-up period [11]. In 1986, pharmacokinetic studies in Europe showed that a depot dosage of 3.75 mg produces castrate levels of testosterone as quickly as higher doses and that castrate levels are maintained for at least 5 weeks following a single administration [7].

This report is of a clinical study begun in January 1986. The initial objective was to compare the efficacy and safety of depot formulations of 3.75 mg and 7.5 mg. After a small number of patients had started treatment with 7.5 mg, we became aware of the above studies indicating the efficacy of the lower dose. Any patients on the higher dose were changed to treatment with the lower dose, and all new entrants to the study were similarly treated with 3.75 mg. The objective of the study was then altered to determine the long-term efficacy and safety profiles of the depot formulation of 3.75 mg over a follow-up period of 2 years.

Patients and Methods

Inclusion and Exclusion Criteria

Patients were enrolled into the study in five institutions in the United Kingdom and Ireland. Only patients who had previously untreated, histologically confirmed, advanced (stage C or D) prostatic carcinoma were considered for entry into the trial. While patients of any age and of any performance status could be considered, a life expectancy of at least 3 months was necessary. All patients were required to have measurable and evaluable disease. Informed consent was obtained from all patients, and ethical committee approval was granted from each institution.

Exclusion criteria included any history of another malignancy or any concurrent malignancy, any indication of central nervous system involvement by carcinoma, hepatitis B surface antigen positivity, uncontrolled cardiac failure or a serum bilirubin level greater than 20 m*M*.

Pretreatment Patient Assessment

All patients were strictly assessed prior to the start of treatment to ensure that all inclusion and exclusion criteria were met and to establish baseline data as indicated in Table 1. Symptomatic assessment paid particular attention to the presence or absence of bone pain and to symptoms indicative of urinary outflow obstruction or of lower urinary tract irritation. The patients' subjective appraisal of the severity of their symptoms was recorded. All concurrent medication was recorded before and during the course of treatment. The performance status was assessed according to WHO criteria [15]. All haematological indices were standardised, and the serum leuprorelin acetate levels were all determined in a single, central laboratory.

Table 1. Pretreatment patient assessment

Clinical assessment:
Symptomatic assessment
Performance status
Clinical examination
Body weight
Chest X-ray
Electrocardiograph
Disease measurement:
Rectal examination
Liver ultrasound scan
Radioisotope bone scan
Skeletal X-rays
Rectal ultrasound scan, if available
Computerised tomogram, if available
Laboratory investigations:
Urinary biochemical analysis
Urinary microscopy study
Urinary culture test
Haemoglobin lever
Red cell count
Differential white cell count
Platelet count
Renal function tests
Liver function tests
Alkaline phosphatase activity
Acid phosphatase activity
Luteinising hormone activity
Testosterone concentration
Prolactin level
Follicle stimulating hormone activity
Leuprorelin acetate content

Treatment

Leuprorelin acetate was supplied as a micro-encapsulated powder in vials. A mannitol diluent was supplied in 2-ml volumes in ampoules. The diluent was added to the powder immediately prior to injection. The mixture was shaken vigourously to form a uniform suspension and injected without delay, in order to avoid any possible precipitation of the micro-capsules. The suspension was injected subcutaneously into the anterior abdominal wall, using a 23 gauge needle and without any need for any local anaesthesia. The initial intention was for injections to be administered every 28 days. However, due to difficulties on the part of patients or on the part of participating hospitals, for example, public holidays, injections were in some cases administered from 21 to 36 days after the previous one. The initial study plan allowed for the higher dose of 7.5 mg to be administered if the serum testosterone levels increased significantly above the castrate range on two consecutive occasions.

Follow-Up Assessment

Patients were seen on the day following the first injection for a brief symptomatic assessment and clinical examination. Thereafter, they were seen at 1 week, 2 weeks and then every 2 weeks until 12 weeks following the start of treatment. On each of these occasions, a complete clinical assessment was performed and all laboratory investigations repeated. The week 12 assessment represented the first complete, substantive assessment of the disease response and therefore included a complete disease measurement protocol, as was performed prior to the start of treatment (Table 1). A rectal examination was carried out on every patient at all assessment points. A complete assessment, except for radiological investigations, was repeated at the time of each monthly injection after the 12-week assessment and treatment point. Radiological investigations were repeated every 3 months or at any time when a change in the disease status was suspected.

The overall response was determined using the National Prostatic Cancer Project criteria [10]. The performance status was assessed at each patient visit. The subjective, symptomatic response was assessed by a general question on global well-being, as well as specific questions on bone pain and urinary difficulties. For each question, the answer was graded as 'better', 'no change' or 'worse'. Any local or systemic adverse events were recorded at each visit. Finally, the reference 'castration level' for serum testosterone used in the study was 1.73 m*M* (0.5 ng/ml).

Results

A total of 52 patients were enrolled in the study. The mean age was 68 years, ranging from 47 to 97 years. The main characteristics of the patients are shown in Table 2. Four patients were withdrawn from the trial before the first complete response assessment at 12 weeks. In one patient, the histopathologists considered that he had a concomitant transitional cell carcinoma of the bladder, and he was withdrawn after 4 weeks. His serum testosterone levels had already fallen to the castrate range by this time. Consent was withdrawn by one patient after the first injection despite the absence of any adverse effects. A third patient who had been on oral indomethacin for arthritis at the start of treatment was admitted to a non-participating hospital with a perforated gastric ulcer and subsequently died of respiratory complications. The fourth patient died of progressive prostatic carcinoma 24 days after the start of treatment.

Table 2. Clinicopathological features of patients in study

Variable	Number of patients
Performance status:	
0	20
1	20
2	10
3	1
4	1
Tumour grade:	
Well differentiated	7
Moderately differentiated	25
Poorly differentiated	15
Other	5
Tumour stage:	
C	4
D	48
Elevated serum creatinine level	14/49
Elevated alkaline phosphatase activity	39/51
Elevated acid phosphatase activity	36/46

Dosage

Four patients were initially started on the higher dose of 7.5 mg and were then changed to 3.75 mg at subsequent administration points. The remaining 48 patients were started on 3.75 mg. In four patients the dose was erroneously increased to 7.5 mg after the serum testosterone level had increased above 1.73 m*M* on one occasion only. The dose was then reduced to 3.75 mg in all four when the serum testosterone levels were found to have fallen to within the castrate range at the next assessment point. In one patient only did the serum testosterone level, which was already within the castrate range, rise above 1.73 m*M* on two consecutive occasions. The dose was increased to 7.5 mg in this patient and maintained at 7.5 mg, mainly because he was known to have disease progression.

Long-Term Efficacy

The long-term clinical efficacy of the leuprorelin acetate depot formulation can be expressed as the best response during the course of treatment. One patient (2 %) had a complete response, 29 patients (60 %) had a partial response, and 13 (27 %) remained stable. Five patients (11 %) had progressive disease.

At the time of data analysis, after all patients had survived to the 2-year follow-up, the median time to progression was 500 days. This value is lower than the true value due to the large number of patients (28) whose disease hat not progressed at this time. In fact, in our institution (The Meath Hospital, Dublin, Ireland), there is one patient who has shown no signs of progression 5 years following treatment.

Performance Status

Complete data on the performance status were available on 43 evaluable patients at the week 12 assessment. Of these patients, 15 had a performance status of 0 on entry into the trial and therefore could not be assessed for any improvement. Of these 15 patients, two had a worse performance at week 12. Of the remaining 28

Table 3. Relationship between change in performance status and disease response

Performance status	Complete response	Partial response	Stable disease	Progressive disease	Total
Improved	0	9	8	1	18
Same	0	4	3	1	8
Worse	0	0	1	1	2

patients, 18 (64 %) did show improvement. The correlation between change in performance status and disease response in these 28 patients after 12 weeks can be seen in Table 3.

Subjective Responses

When assessed for a change in general well-being at week 12, 34 patients (74 %) felt better, nine (20 %) reported no change, and only one patient (2 %) felt worse. Twenty-four patients did not have any lower urinary tract symptoms prior to treatment. Of the remaining 22 evaluable patients, 14 (64 %) reported no symptoms when assessed at week 12.

Adverse Events

Nearly all adverse events occurring during the study were recorded as either mild or moderate in severity. Tumour flare occurred in 15 patients (31 %) within the first 2 weeks of treatment. It was usually expressed as back pain or localised pain at other sites and was occasionally associated with dizziness or general lethargy. Onset usually occurred within 1–4 days of the first injection and lasted for 1–3 days. A painful hip was reported by one patient 3 weeks after the start of treatment.

The only one serious adverse event, which may have been related to a tumour flare, occurred in a patient who developed a paraparesis, suggestive of spinal cord compression. This is the one patient who died of progressive disease 3 weeks after the start of treatment.

Eighteen patients (38 %) had not flushes during treatment, and 9 (19 %) suffered episodes of sweating. Hot flushes and sweating tended to persist in the patients affected by them. Other adverse events, which may have been drug related and which occurred in single patients, included diarrhoea, rash, decreased libido, headache, ankle oedema, priapism, abdominal distention, asthenia, pruritis, haematuria and glycosuria.

A total of 465 injections were administered. Local adverse effects at the injection site occurred on only 15 occasions (3 %), affecting only eight patients. All reactions were reported as muld in severity. They included small, painless, subcutaneous nodules, paint at the injection site lasting up to 2 days following injection, pruritis, discoloration and, on one occasion, a superficial skin infection.

Haematological Indices

Haemoglobin values were abnormally low (less than 11.4 g/dl) in 16 patients (33 %) at entry into the trial. The values remained low but stable in nine (56 %) of these patients and increased to normal levels by week 12 in the remaining seven (44 %) patients. No treatment-related falls in haemoglobin levels occurred during the study. There were no significant changes in white cell or platelet counts during the study.

Serum Biochemical Indices

Serum creatinine levels were elevated in 14 evaluable patients prior to the start of treatment. The levels in nine patients (64 %) had returned to normal by week 12, the remainder having stable or improved levels. Four of these latter patients had transient increases in serum creatinine levels during the first 4 weeks of treatment, with subsequent resolution. This would indicate that the majority of patients who had abnormal renal function tests at the start of treatment probably had some degree of upper urinary tract obstruction by the prostatic carcinoma, and the improvement in renal function is indeed indicative of a disease response to treatment. No significant abnormalities were noted in the liver function tests.

Serum calcium concentrations were elevated in two patients prior to therapy, but normal values were recorded by 4 weeks. Another patient developed transient hypercalcaemia (3.03 mM) and bone pain during the first week of treatment, but the levels returned to normal thereafter.

Serum Testosterone

A transient rise in the serum testosterone levels was observed at week 1 in 7 (24 %) of 29 patients for whom data were available, but the values fell to below baseline levels by week 2 and to within the castrate range by week 4. As can be seen in Fig. 1, the mean serum testosterone levels fell to within castrate range by week 4 and remained there for up to 2 years following the start of treatment. Once the testosterone levels had become established within the castrate range, delays in the administration of injections by up to 8 days did not result in any increase in the testosterone levels.

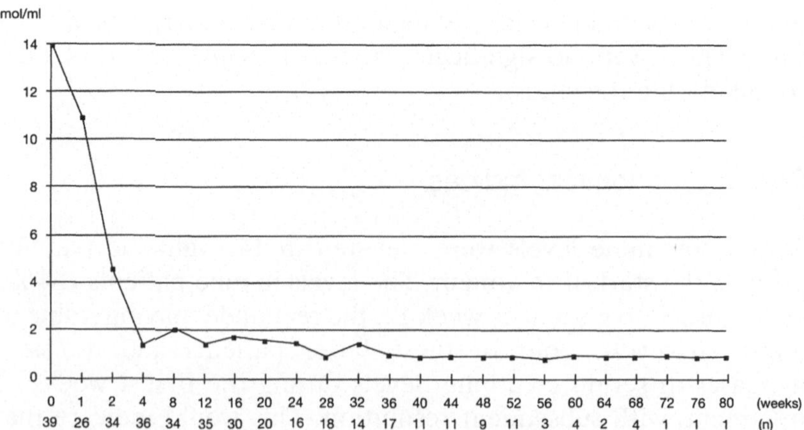

Fig. 1. Mean serum testosterone levels in patients with constant dose of 3.75 mg leuprorelin depot

Luteinising Hormone

The effect of the depot formulation of leuprorelin acetate on serum luteinising hormone (LH) levels was similar to that observed for testosterone, as would be expected from the mechanism of action of the drug.

Prostatic Acid Phosphatase

Serum prostatic acid phosphatase levels were elevated in 36 patients prior to the start of treatment. A transient rise in the acid phosphatase levels was recorded in three patients after 2 weeks of treatment, but the values fell to within normal limits by week 16. Acid phosphatase levels had returned to within the normal range in 18 patients (50 %) by 28 weeks after the start of treatment. In a further seven patients, the levels did fall but did not return to the normal range.

Alkaline Phosphatase

Serum alkaline phosphatase activities were elevated in 40 patients prior to treatment. They increased by more than 30 % by week 4 in almost all of these patients. These changes are probably an indication of either bone repair or increased tumour activity. After week 4, the alkaline phosphatase activities tended to fall towards or come within the normal range.

Discussion

As indicated earlier, the altered primary objective of this study were to evaluate the efficacy of the 3.75-mg depot formulation of leuprorelin acetate in producing and maintaining castrate levels of testosterone over a 2-year follow-up period and to determine its safety profile. The study did confirm the efficacy of this lower dosage of leuprorelin in producing castrate levels of testosterone in all cases. Some variations in the maintainence levels of testosterone require further clarification and discussion.

Four patients who had started on 3.75 mg had the dose increased in error, in contravention of the trial protocol, when elevated serum testosterone levels were reported on one occasion only in each case on or after the week 12 assessment. In fact, in two of these cases, the testosterone levels reported were both 3.5 m*M*. It later transpired that these values were the lower limits of sensitivity of an insensitive assay used in error on both serum specimens in the same laboratory on the same day. When reassayed, both levels were less than 1.0 m*M*. Serum testosterone levels in the other two cases had returned to within the castrate range at the next assessment. Leuprorelin doses were reduced in all four cases at the next injection, and testosterone levels remained about the castrate value during the remaining follow-up.

In only one of the 48 patients begun on 3.75 mg of leuprorelin was the dose correctly increased, in accordance with the trial protocol. The testosterone levels in this patient had been reduced to 1.5 m*M* by 4 weeks after the first injection of leuprorelin. However, they had risen above the castrate range at weeks 12 and 16. The dose of leuprorelin was increased to 7.5 mg at week 16. Though the testosterone level had fallen to within the castrate range by week 20, the dose of leuprorelin was not reduced as the patient's disease had by then progressed, and it was considered inappropriate to risk any further rise in testosterone. It was noted that the serum leuprorelin levels up to week 16 in this patient were similar to those which produced and maintained castrate levels of testosterone in many other patients. Moreover, there was no increase in the level of serum leuprorelin at week 20, even though the dose of leuprorelin had been increased at week 16. The lack of increase in the serum leuprorelin value would suggest that the increase in the dose of leuprorelin may not have been instrumental in lowering the serum testosterone level to within the castrate range by week 20 and that this would have occurred even if the dose had remained unchanged. However, the precise reasons for the variation in the testosterone levels in this patient remain unknown.

Significant increases in the serum testosterone levels in individual patients have not received any attention in reports of studies of LHRH analogues in the management of prostate cancer. In most reports, it is claimed that castrate levels were reached and maintained in all patients, and the serum testosterone levels are depicted in graphical form, showing mean testosterone levels lying within the chosen castrate range. Even in those studies in which the standard deviations or confidence limits are included and in which there have been obvious increases above the chosen castrate level, the subject escapes discussion (e.g. Newling et al. [8]). It would appear that significant variations in individual patients may not be uncommon. The indication is that they do occur in most reports which include confidence limits or standard deviations, and they would appear to occur almost exclusively during the first 6 months of treatment. However, it generally remains unclear whether all patients who experience elevation in their serum testosterone value above the castrate level subsequently achieve castrate levels. It is unclear whether a proportion, perhaps a significant proportion, of such variations are found in patients whose disease is progressing or about to do so, as was the case with our patient. In some trials, monitoring of the serum testosterone levels ceases once progression has occurred. Rapid progression and death will of course ensure that the outcome of the elevated testosterone levels remains unknown.

It would generally appear from reports on the use of LHRH analogues in the treatment of prostate cancer which the particular dose of analogue produces the characteristic profile of production and maintenance of testosterone values below the chosen castrate level that the testosterone levels are initially reduced to below the castrate level in all patients, as in this study, but that significant increases may occur in some patients. This topic must receive more critical analysis to determine the hormonal and clinical outcomes in such patients, so that the clinical relevance is realised. It may also be important to determine the mechanisms by which such increases occur. Are they due to a compensatory shift in the hypothalamic-pituitary activity resulting in an increased testicular production of testosterone, or are they due to a compensatory increase in the adrenal production of androgens or an increased peripheral conversion of androgen precursors of adrenal origin? If patients are to be managed by LHRH analogues alone, these issues are of clinical relevance, as the disease response rates have been shown to correlate with serum testosterone levels following castration [2].

Lastly, in relation to testosterone levels during treatment with LHRH analogues, it is noteworthy that the chosen castrate levels can vary considerably, from 50 (1.73 mM) to 200 ng/dl (6.9 mM). The castrate level in this study was 1.73 mM. An internationally accepted value should be agreed upon as a standard to avoid confusion.

This study with a 2-year follow-up has, however, demonstrated that the depot formulation of leuprorelin in a dose of 3.75 mg is reliable in producing and maintaining castrate levels of testosterone. In the only patient whose dose of leuprorelin was increased in accordance with the trial protocol, there is evidence supportive of the belief that the serum testosterone levels would have subsequently fallen below the castrate level without an increase in the dose of leuprorelin. Importantly, there was no evidence to suggest that delays in injections of up to 8 days had any deleterious effect on the testosterone levels. This would imply that injections may be safely administered once each calender month, rather than strictly every 4 weeks, thereby possibly enhancing patient compliance, as well as reducing the number of injections per patient per year by one.

The clinical response rates, in terms of disease status, performance status and subjective appraisal, and the haematological and biochemical changes are similar to those reported previously. Symptoms consistent with tumour flare occurred in 31 % of patients. Though spinal cord compression may not necessarily be due to tumour flare, or indeed be indicative of tumour progression, it did occur in one patient who died of his disease 3 weeks after the start of treatment. The risk of tumour flare may be eliminated by the administration of an antiandrogen for 4 weeks, commencing 2 weeks prior to the first injection of leuprorelin.

The most commonly volunteered, systemic side effects were hot flushes (38 %) and sweating (19 %). In this study, adverse effects were not actively sought after, each patient having been simply given the opportunity at each assessment to report any adverse effects. That patients could voluntarily distinguish between dry, hot flushes, which did not appear to be particularly troublesome once they were recognised as a side effect of treatment, and attacks of sweating, which were more troublesome, is worth noting. Rizzo et al. [9] reported impotence and decrease or loss of libido in all 41 patients actively monitored for adverse effects. Sweating attacks were not reported. By comparison, only one of our patients volunteered loss of libido as an adverse effect, and none reported impotence. Embarrassment concerning the volunteering of sexually related adverse effects may well be relevant here.

Adverse effects at all injection sites in all patients were actively monitored in this study. Local adverse effects were recorded in only 3 % of all injections, and all were mild in severity and of short duration.

Acknowledgements. We would like to extend our grateful appreciation to the following individuals for their active participation in this study: Dr. R. T. D. Oliver, The London Hospital, London, Dr. P. Harper, Guy's Hospital, London, Dr. M. Doreen, The Royal Hallamshire Hospital, Sheffield, and Mr. R. Scott, Glasgow Royal Infirmary, Glasgow, United Kingdom.

Abstract

A prospective clinical trial is reported which confirms the efficacy of the recently introduced, 3.75-mg monthly depot formulation of leuprorelin acetate injected subcutaneously in patients with advanced prostatic carcinoma. Castrate levels of serum testosterone were produced in all patients within 4 weeks following the start of treatment. Only one patient (2 %) had the dose of leuprorelin increased because of raised testosterone levels on two consecutive occasions. There is evidence to suggest that the testosterone levels in this one patient would have returned to within the castrate range without increasing the dose of leuprorelin. Otherwise, the preparation was shown to maintain castrate levels of testosterone over a period of 2 years as fixed by the study protocol. The expected disease response rates were seen. Treatment was associated with very acceptable systemic and local safety profiles.

Zusammenfassung

Es wird über einen prospektiven Klinikversuch berichtet, der die Wirksamkeit der kürzlich eingeführten Depotformulierung von 3,75 mg Leuprorelinacetat pro Monat bestätigt, das bei Patienten mit fortgeschrittenem Prostatakarzinom subkutan injiziert wurde. Die Studie bestätigt, daß bei allen Patienten innerhalb 4 Wochen nach Behandlungsbeginn Testosteronwerte im Serum entstanden, die denen von Kastraten entsprechen. Nur ein Patient (2%) erhielt eine erhöhte Dosis Leuprorelin wegen erhöhter Testosteronwerte bei zwei aufeinanderfolgenden Gelegenheiten. Es gibt jedoch Anhaltspunkte dafür, daß bei diesem einen Patienten die Testosteronwerte ohne Erhöhung der Leuprorelindosis auf die bei Kastraten üblichen Werte zurückgegangen wären. Abgesehen davon wurde nachgewiesen, daß das Präparat während eines Zeitraums von 2 Jahren Testosteronwerte, die denen von Kastraten entsprechen, aufrechterhält, was aus dem Protokoll der Studie hervorgeht. Erwartungsgemäße Krankheits-Reaktionsraten wurden beobachtet. Die Behandlung ging mit sehr akzeptablen systemischen und lokalen Sicherheitsspannen einher.

References

1. Debre B, Geraud M, Flam T, Steg A (1990) Epidemiology of prostatic cancer. J Int Med Res 18 [Suppl 1]: 3–7
2. Di Silvero F (1975) Histological type of tumor and hormone dependence. In: Bracci U, Di Silvero (eds) Hormonal therapy in prostate cancer. Cofese Edizioni, Palermo, pp 47–58
3. Franks LM (1954) Latent carcinoma of the prostate. J Pathol Bacteriol 68: 603–616
4. Huggins C, Scott WW (1945) Bilateral adrenalectomy in prostatic cancer. Clinical features and urinary excretion of 17-ketosteroids and estrogen. Ann Surg 122: 1031–1040
5. Huggins C, Stevens RE, Hodges CV (1941) Studies on prostatic cancer II. The effects of castration on advanced carcinoma of prostatic gland. Arch Surg 43: 209–223
6. Leuprolide Study Group (1984) Leuprolide versus diethylstilboestrol for metastatic prostate cancer. N Engl J Med 311:1281–1286
7. Mazzei T, Mini E, Rizzo M, Periti P (1990) Human pharmacokinetic and pharmacodynamic profiles of leuprorelin acetate depot in prostatic cancer patients. J Int Med Res 18 [Suppl 1]: 42–56

8. Newling DWW, Dennis L, Mahler C, Debruyne FMJ, Lunglmayr G, Robinson MRG, Richards B (1987) Clinical and endocrinological results with a biodegradeable depot LHRH analogue (Zoladex) in the management of advanced prostatic cancer. In: Chisholm GD (ed) Zoladex: a new treatment for prostatic cancer. Society of Medicine London, pp 17–24 (International Congress and Symposium Series number 125)
9. Rizzo M, Mazzei T, Mini E, Bartoletti R, Periti P (1990) Leuprorelin acetate depot in advanced prostatic cancer: a phase II multicentre trial. J Int Med Res 18 [Suppl 1]: 114–125
10. Schmidt JD, Scott W, Gibbons R (1980) Chemotherapy programs of the National Prostatic Cancer Project. Cancer 45: 1937–1946
11. Sharifi R, Soloway M, and the Leuprolide Study Group (1990) Clinical study of leuprolide depot formulation in the treatment of advanced prostatic carcinoma. J Urol 143 (1): 68–71
12. Toguchi H (1990) Pharmaceutical manipulation of leuprorelin acetate to improve clinical performance. J Int Med Res 18 [Suppl 1]: 35–41
13. Veterans Administrative Collaborative Urological Research Group (1967) Treatment and survival of patients with cancer of the prostate. Surg Gynecol Obstet 124: 1011–1017
14. Waterhouse J, Shanmugaratham K, Muir C, Powell J (1982) Cancer incidence in five continents, vol IV. IARC, Lyon (IARC Scientific Publications no. 42)
15. World Health Organization (1979)

Multicenter-Studie mit Enantone® Monats-Depot – Langzeitverlaufskontrolle

P. Fornara

In einer noch laufenden prospektiven multizentrischen Phase-III-Studie wurden insgesamt 190 Patienten mit fortgeschrittenem Prostatakarzinom mit einem neuen LHRH-Analogon, Leuprorelinacetat-Depot (Enantone), behandelt und hinsichtlich des Therapieerfolges, der Hormonspiegelverläufe sowie der Verträglichkeit über bisher 39 Monate nachuntersucht.

Material und Methodik

Das Enantone Monats-Depot liegt in Form von Retardmikrokapseln vor, die 3,75 mg Leuprorelinacetat enthalten. Das LHRH-Analogon (Leuprorelinacetat) ist in ein Copolymer aus Glycolsäure und Milchsäure im Verhältnis 1:3 eingebettet.

Diese Retardform ermöglicht eine kontinuierliche Freisetzung über 30 Tage von Leuprorelinacetat aus dem Copolymer. Demzufolge wurden monatliche Applikationen verabreicht.

Das durchschnittliche Alter des Patientenkollektivs betrug 72 ± 9 (39–89) Jahre. Die Körpergröße der Patienten variierte zwischen 155 und 190 cm (172 ± 6), und das Körpergewicht betrug im Durchschnitt 73,3 ± 10,3 (45,5–106,0) kg. Das Staging vor Aufnahme in die Studie erfolgte klinisch und bildgebend mittels Computertomographie, Skelettszintigraphie und zum Teil transrektaler Prostatasonographie.

In die Studie wurden nur Patienten mit fortgeschrittenem Prostatakarzinom aufgenommen. Bei TNM-orientierter Aufschlüsselung befanden sich 5,3 % der Patienten im Stadium T1, 25,8 % im Stadium T2, 40,5 % im Stadium T3 und 28,4 % im Stadium T4. Bezüglich des Lymphknotenstagings waren 42,1 % aller Patienten bildgebend als NO einzustufen.

Eine hämatogene Metastasierung lag in bereits über 50 % aller Fälle vor. Bei allen Patienten erfolgte vor Therapiebeginn die Evaluierung des Gradings, wobei in 21,1 % der Fälle das Material mittels transurethraler Resektion, in 65,8 % durch eine Prostatastanzbiopsie und in 31,6 % der Fälle durch Feinnadelbiopsie der Prostata gewonnen wurde. Durch Wiederholung bzw. Kombination verschiedener Materialgewinnungsmethoden kam es hierbei zu Mehrfachnennungen. In 11,1 % handelte es sich um G1-Karzinome, in 50,0 % um G2- und 36,3 % um G3-Karzinome. Der prozentuale Anteil der als G4 eingestuften Prostatakarzinome betrug 0,5 % (Tabellen 1 und 2).

Es erfolgte periodisch (alle 28 bzw. 30/31 Tage) eine subkutane oder intramuskuläre Applikation von 3,75 oder 7,50 mg Leuprorelinacetat-Depot. Die Beobachtung der einzelnen Patienten im

Tabelle 1. Staging vor Therapiebeginn (n = 190)

Staging T	abs.	%
1	10	5,3
2	49	25,8
3	77	40,5
4	54	28,4
Staging N	**abs.**	**%**
0	80	42,1
1	19	10,0
2	24	12,6
3	10	5,3
4	6	3,2
ohne Angaben	51	26,8
Staging M	**abs.**	**%**
0	85	44,7
1	87	48,8
2	5	2,6
3	3	1,6
ohne Angabe	9	4,7
keine Angabe	1	0,5

Tabelle 2. Grading vor Therapiebeginn (n = 190)

Grading	abs.	%
1	21	11,1
2	95	50,0
3	69	36,3
4	1	0,5
A2	1	0,5
B1	2	1,1
keine Angabe	1	0,5

Rahmen der Studie erfolgte kontinuierlich und soll sich bis zum Zeitpunkt ihres Ablebens erstrecken.

In die Studie aufgenommen wurden Patienten mit einem histologisch oder zytologisch nachgewiesenen Prostatakarzinom und einer Mindestlebenserwartung von mehr als drei Monaten. Vor Aufnahme in die Studie durfte noch keine hormonelle oder chemotherapeutische Behandlungsmaßnahme durchgeführt worden sein. Erlaubt war bei Risikopatienten vor bzw. mit Behandlungsbeginn die Gabe eines Antiandrogens.

Kontrolluntersuchungen wurden 1 Monat sowie 3 Monate nach Therapiebeginn und anschließend in dreimonatigem Abstand vorgenommen. Neben dem engmaschigen Re-Staging wurden klinische Symptomatik, Analgetikaverbrauch, Miktionsstatus, subjektive Verträglichkeit und die Compliance beurteilt. Abweichungen vom Untersuchungsprotokoll konnten jederzeit vorgenommen werden, sofern ein abweichender Verlauf der Erkrankung – wie im Falle einer Tumorprogession – eintrat. Nebenwirkungen unter der Therapie waren mit Angabe der Art und des eventuellen Zusammenhanges mit dem zu testenden Präparat, einer anderen Begleitmedikation oder der Grunderkrankung zu nennen. Vorzeitige Behandlungsabbrüche mußten begründet werden. An Laborparametern wurden u. a. Hämoglobin, Erythrozyten, Leukozyten, Eosinophile, Thrombozyten, Serum-Kreatinin, Gamma-GT, GOT, Alkalische und saure Phosphatase, prostataspezifische Phosphatase, prostataspezifisches Antigen, Plasma-Testosteron-, -dihydrotestosteron-, -LH- sowie -FSH-Spiegel.

Zur Bestimmung der Hormon- und Leuprorelinspiegel nach Applikation von Leuprorelinacetat-Depot wurde bei einer Gruppe von Patienten 1 Tag vor Behandlung, unmittelbar nach der ersten Applikation der Prüfsubstanz sowie am Tag 1, 7, 14, 21 und 28 Blut entnommen. Bei den restlichen Patienten erfolgten die Hormon- und Leuprorelinspiegelbestimmungen 1 Tag vor Behandlungsbeginn, nach der ersten Applikation und anschließend in regelmäßigen monatlichen Abständen.

Zum Zeitpunkt der Zwischenauswertung (31. 12. 1990) lagen 190 Verlaufsbeobachtungen aus insgesamt 41 urologischen Prüfzentren vor. In allen 190 Fällen erfolgte eine Dokumentation bis zum ersten Monat nach Therapiebeginn. In 180 Fällen (94,7 %) lag der Untersuchungsbefund nach 3 Monaten vor, in 166 Fällen (87,4 %) nach 6 Monaten, in 149 (78,4 %) nach 9 Monaten, in 135 (71,1 %) nach 12 Monaten, in 120 Fällen (63,2 %) nach 15 Monaten, in 122 Fällen (58,9 %) nach 18 Monaten, in 106 Fällen (55,8 %) nach 21 Monaten und in 98 Fällen (51,6 %) nach 24 Monaten. 80 Patienten (42,1 %) wurden bereits länger als 2 Jahre unter Therapie mit Leuprorelinacetat-Depot bei noch laufenden Kontrollen beobachtet.

Alle Fallberichte gingen in die statistische Auswertung ein.

Bei Aufnahme in die Studie wiesen 27,9 % der behandelten Patienten eine normale Leistungsfähigkeit nach WHO-Kriterien auf, 35,3 % eine eingeschränkte Leistungsfähigkeit, 36,3 % konnten sich noch selbst versorgen, jedoch keine Arbeit mehr verrichten, und bei weiteren 0,5 % war eine Selbstversorgung nur noch begrenzt möglich. 81,1 % der Patienten wiesen bei Studienbeginn keine auf den Tumor bezogene Schmerzen auf. Bei 41 Patienten (21,6 %) war zu Therapiebeginn noch eine sexuelle Aktivität vorhanden.

Ergebnisse

Der überwiegende Anteil (82,6 %) der in die Studie aufgenommenen Patienten erhielt 3,75 mg Leuprorelinacetat-Depot subkutan appliziert. 2 weitere Subkollektive (23 Patienten entsprechend 12,1 % sowie 10 Patienten entsprechend 5,3 %) erhielten 7,50 mg Leuprorelinacetat-Depot subkutan respektive intramuskulär appliziert. Insgesamt wurde bei 7 Patienten (3,7 %) im Verlauf der Studie die initiale Applikationsform geändert. 79 Patienten (41,6 %) erhielten zu Beginn der Studie begleitend ein Antiandrogen und 4 (2,1 %) ein Zytostatikum.

Der mittlere Plasma-Testosteronspiegel nahm im Mittel von 360 ng/dl auf 21 ng/dl nach 1 Monat, 20 ng/dl nach 24 Monaten und 17 ng/dl nach 36 Monaten ab. Bereits 1 Monat nach Therapiebeginn befand sich der Testosteronspiegel bei 87,6 % aller Patienten im Kastrationsbereich.

Bei den 17 Patienten, deren Testosteronspiegel nicht innerhalb eines Monats in den Kastrationsbereich fiel, zeigte sich initial ein sehr starker Abfall des Testosteronspiegels. Im weiteren Therapieverlauf erreichten alle diese Patienten – bis auf 1 Fall – den mit 50 ng/dl festgesetzten Kastrationsbereich (Abb. 1).

Auch die anderen gemessenen Hormonwerte gingen erwartungsgemäß unter der Therapie mit Leuprorelinacetat-Depot im Mittel deutlich zurück.

Die Dihydrotestosteronspiegel waren entsprechend den zentrumsspezifischen Normwerten vor Therapie bei 21 von 133

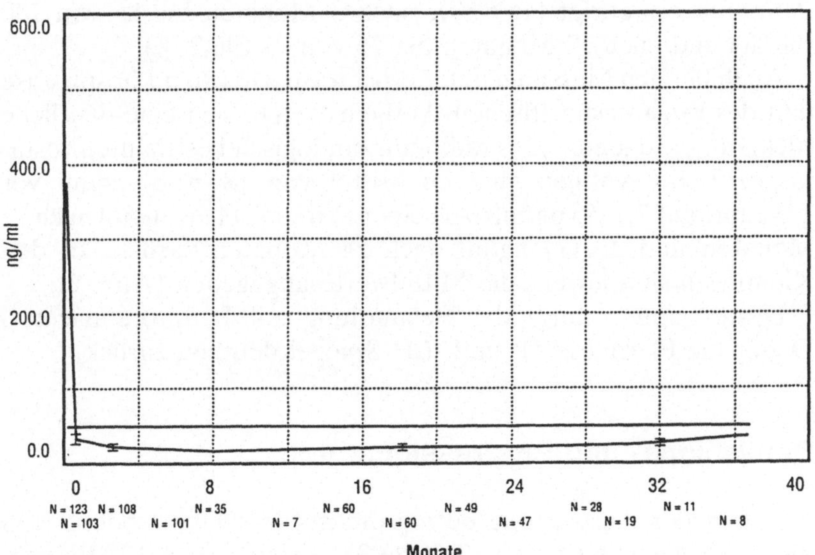

Abb. 1. PSA (prostataspezifisches Antigen)

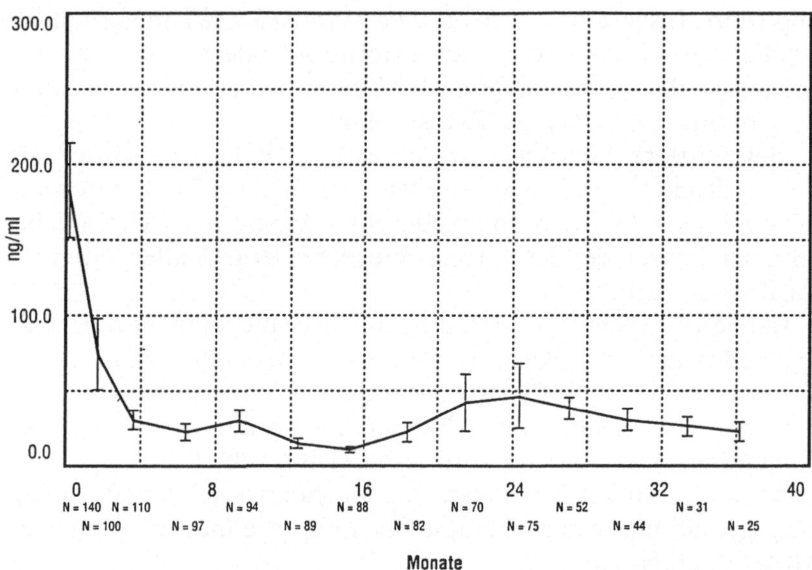

Abb. 2. Plasma-Testosteronspiegel unter 3,75 mg Enantone Monats-Depot

Patienten erniedrigt (15,8 %), nach 3 Monaten bei 85 von 100 (58 %) und nach 12 Monaten bei 76 von 79 (96,2 %).

Auch bei den Messungen der prostataspezifischen Phosphatase und des prostataspezifischen Antigens zeigte sich eine deutliche rückläufige Tendenz. Das radioimmunologisch bestimmte prostataspezifische Antigen ging im Mittel von 184 (36) ng/ml vor Therapie auf 7,1 (9) ng/ml nach einem Monat, 11 (1) ng/ml nach 12 Monaten und 38 (1) ng/ml nach 24 Monaten zurück. In den Klammern sind jeweils die Mittelwerte angegeben (Abb. 2).

Ferner gingen unter der Behandlung mit Leuprorelinacetat-Depot die Plasma-FSH- und -LH-Spiegel deutlich zurück.

Remissions- und Progressionsraten

Zur Zeit der Auswertung betrug die mittlere Überlebenszeit in dieser Studie 37,6 Monate (Tabelle 3). Es lagen nach 12 Monaten komplette und partielle Remissionen bei 39,3 % (42/107), nach 15

Tabelle 3. Mittlere Überlebenszeit zum Zeitpunkt der Auswertung

	Gesamt, N = 190		Pat. mit T_1-, T_2-Karzinomen, N = 59		Pat. mit T_3-, T_4-Karzinomen, N = 131	
	abs.	%	abs.	%	abs.	%
verstorbene Patienten	59	31,1	18	30,5	41	31,3
Patienten lost to follow-up[a]	58	30,5	14	23,7	44	33,6
zensierte Patienten[b]	73	38,4	27	45,8	46	35,1
mittlere Überlebenszeit (Kaplan-Meier)	37,6 Monate		40,3 Monate		33,6 Monate	

[a] Patienten mit Therapieabbruch
[b] Patienten, bei denen die Studie noch nicht abgeschlossen ist

Monaten bei 39,6 % (28/96), nach 24 bei 31,5 % (26/80) und nach 36 Monaten bei 38,7 % (12/31) vor (nach EORTC-Kriterien). Werden zu den kompletten und partiellen Remissionen die Stabilisierungen gerechnet, erhöhen sich die Zahlen zu den entsprechenden Zeitpunkten auf 90,7 %, 89,6 %, 92,5 % und 83,9 %.

Die mittlere Zeit bis zur Tumorprogression betrug 19 Monate. Eine Progression zeigten nach 12 und 15 Monaten je 10, nach 24 Monaten 6 und nach 36 Monaten 5 Patienten.

Hinsichtlich des Plasma-Testosteronspiegels, des Plasma-LH-Spiegels, des Plasma-FSH-Spiegels und des Plasma-Dihydrotestosteronspiegels sowie der kompletten und partiellen Remissionen und Stabilisierungen ließen sich keine nennenswerten Unterschiede zwischen den mit 3,75 mg subkutan und 7,50 mg intramuskulär oder subkutan behandelten Patienten objektivieren.

Nebenwirkungen und Begleiterscheinungen

In 106 Fällen (55,8 %) traten unerwünschte Begleiterscheinungen im Verlauf der Therapie mit Leuprorelinacetat-Depot auf. Der Anteil der Patienten mit unerwünschten Begleiterscheinungen stieg bis zum 3. Monat nach Therapiebeginn an und nahm dann wieder ab: 30,0 % nach 1 Monat, 37,8 % nach 3 Monaten, 35,5 % nach 6 Monaten, 34,1 % nach 12 Monaten, 20,4 % nach 24 Monaten und 17,5 % nach 36 Monaten. Weiter genannte unerwünschte Arzneimittelwirkungen waren Hitzewallungen (31,3 % nach 6 Monaten und 10,0 % nach 36 Monaten) und Müdigkeit (7,4 % nach 1 Monat und 1,5 % nach 30 Monaten). Ein direkter Zusammenhang zwischen der Begleiterscheinung Hitzewallungen und der Prüfsubstanz konnte aufgrund der wirkungsspezifischen Nebenwirkungen als sicher angenommen werden. Eine Zuordnung der Müdigkeit (15,3 % der Fälle) als Begleiterscheinung der Therapie oder des Prostatakarzinoms erwies sich im Detail als nicht sinnvoll.

Ein vorzeitiger Abbruch der Therapie wegen Nebenwirkungen war lediglich in 4 Fällen (2,1 %) erforderlich. 59 Patienten (31,1 %) verstarben im Verlauf der Studie bis zum Zeitpunkt der Zwischenauswertung. In 18 dieser Fälle (45,8 %) verstarben die Patienten an den Folgen des Prostatakarzinoms.

Weitere 5 Patienten verstarben nach Abbruch der Behandlung an ihrem Prostatakarzinom. In keinem Fall wurde ein Zusammenhang zwischen Leuprorelinacetat und Exitus gesehen. Überraschenderweise fanden sich bei der Zwischenauswertung 9 Patienten (4,7 %), bei denen die Behandlung mit dem LHRH-Analogon wegen einer Orchiektomie abgebrochen wurde. Die Orchiektomie wurde in 2 dieser Fälle wegen einer Tumorprogression vorgenommen.

Insgesamt mußten 54 Patienten (28,4 %) bei der Zwischenauswertung aus der Studie genommen werden, da sie wegen einer Tumorprogression von den jeweils behandelnden Prüfzentren einer anderen bzw. zusätzlichen medikamentösen Therapieform zugeführt wurden.

Klinisch relevante Laborwertänderungen ließen sich für die untersuchten Parameter der Hämatologie und klinischen Chemie nicht nachweisen.

Zusammenfassung

In einer noch laufenden offenen, multizentrischen Studie wurde die therapeutische Effektivität einer monatlichen Applikation von Leuprorelinacetat-Depot bei Patienten mit fortgeschrittenem Prostatakarzinom untersucht.

Enantone Monats-Depot ermöglicht bei vergleichbaren Nebenwirkungen und therapeutischer Äquieffektivität zu einer Orchiektomie eine äußerst patientenfreundliche medikamentöse Behandlung des fortgeschrittenen Prostatakarzinoms.

Die Behandlung mit Leuprorelinacetat-Depot (Enantone Monats-Depot) zeichnete sich durch eine sehr gute Verträglichkeit aus. Nur in 4 Fällen von 190 mußte die Behandlung aufgrund von Nebenwirkungen abgebrochen werden. Bei den Nebenwirkungen standen die, die durch den Testosteronentzug bedingt waren, wie Hitzewallungen und Schwitzen, im Vordergrund.

Die mittlere Überlebenszeit, berechnet nach Kaplan-Meier betrug im Rahmen der Studie zum Zeitpunkt der Zwischenauswertung 37,6 Monate.

Diskussion

Frage: In ihrer Studie sind etliche T1-, Mo-, No-Patienten. Was waren die Ausschlußkriterien, weswegen sie nicht einer radikalen Tumorchirurgie zugeführt worden sind? Und was waren die Ausschlußkriterien, warum also solche Patienten nicht einer subkapsulären *Orchiektomie* oder *Kastration* zugeführt worden sind?

P. Fornara: Ich darf die Fragen getrennt beantworten. Zur Frage 1: Ich habe der Einfachheit halber die Tabellen getrennt, um sie hier zu demonstrieren. Die Patienten, die z. B. ein T2-Karzinom hatten, hätten, wenn sie No, Mo gewesen wären, natürlich einer radikalen Therapieform zugeführt werden können. Jedoch waren dies Patienten, die dann N+ oder M+ waren, d. h. wir hatten T2, N+ oder M+. Oder Patienten, die aufgrund des Alters einer solchen Therapie nicht hätten zugeführt werden können. Zur Frage 2: Wieso wir die Patienten nicht orchiektomiert haben. Diese Patienten wurden in die Studie aufgenommen, um den Patienten die Operation zu ersparen.

Schlußwort

G. Jakse

In diesem sehr interessanten Symposium wurden verschiedenste Aspekte des Prostatakarzinoms referiert. Einige dieser Aspekte sollten im Schlußwort nochmals angesprochen werden.

Die intraepitheliale Neoplasie stellt den Vorläufer des manifesten Karzinoms dar. Das Intervall bis zum histologisch nachweisbaren Prostatakarzinom ist nicht bekannt. Ebenso ist die Bedeutung dieses Befundes hinsichtlich der weiteren therapeutischen Konsequenzen ungeklärt.

Durch immunhistochemische Untersuchungsmethoden wird ein besseres Verständnis über die Entstehung des Prostatakarzinoms möglich. Darüber hinaus ist diese Untersuchungsmethode eine bedeutende Hilfe bei differentialdiagnostisch schwierigen Befunden. Weiters ist es mit immunhistochemischen Methoden möglich, Hormonrezeptoren nachzuweisen. Vielleicht wird es in Zukunft gelingen, Prostatakarzinome in hormonabhängige und wenig oder nicht hormonabhängige Prostatakarzinome zu differenzieren. So könnten dann hormoninsensitive Patientenpopulationen direkt einer anderen Therapie zugeführt werden.

Die transrektale Ultraschalluntersuchung ist eine hervorragende Methode, wenn sie gemeinsam mit der rektalen Palpation und dem Serum-PSA interpretiert wird. Darüber hinaus ermöglicht sie die gezielte Biopsie von sichtbaren tumorverdächtigen Arealen. Damit werden dem Patienten ungezielte und wiederholte Biopsien erspart. Es ist zu hoffen, daß in naher Zukunft die Bildanalyse es ermöglichen wird, bisher sonographisch unklare Befunde weiter zu definieren. Die Computertomographie hat in der Erkennung der lokalen Tumorausbreitung derzeit nur geringen Wert. Ebenso ist der prädiktive Wert in der Lymphknotendiagnostik zu vernachlässigen.

Die Kernspintomographie steht derzeit erst am Beginn einer neuen technischen Entwicklung. Oberflächenspulen und Einsatz von Kernspintomographie-Kontrastmittel zeigen neue Entwicklungen auf.

Mit dem prostataspezifischen Antigen steht uns derzeit ein wichtiger Parameter zur Beurteilung der Tumorausbreitung des Prostatakarzinoms zur Verfügung, wobei jedoch zu betonen ist, daß das prostataspezifische Antigen auch von der normalen Prostatazelle produziert wird. Es gibt daher derzeit nur Richtwerte, die abhängig von dem verwendeten Assay sind. Das PSA ist nicht geeignet, um großflächig eine Screening-Untersuchung durchzuführen. Möglicherweise können jedoch Risikogruppen damit in Zukunft verfolgt werden. Das PSA nimmt derzeit vor allem in der Nachsorge nach radikaler Prostatektomie oder Strahlentherapie eine wichtige Stellung ein. Nach radikaler Prostatektomie muß das Serum-PSA unter 0,5 ng/ml liegen. Ein Anstieg des PSA zeigt mit großer Sicherheit ein lokales Rezidiv bzw. die Fernmetastasierung an.

Durch das Referat von Herrn Kiesel wurde der Wirkmechanismus von LHRH anschaulich wiedergegeben. Aufgrund einer vermehrten initialen Ausschüttung von körpereigenem LHRH kommt es bei der Therapie mit LHRH-Analoga anfänglich zu einem Testosteron-Anstieg. Erst eine weitere kontinuierliche Gabe von LHRH-Analoga ermöglicht eine komplette Unterdrükkung der testikulären Testosteronsynthese.

Im zweiten Teil des Symposiums wurden jene Untersuchungen präsentiert, die die klinische Effektivität des hier vorgestellten LHRH-Analogons zum Thema hatten. Es resultierte klarerweise daraus die Frage, wann man das LHRH-Analogon sinnvollerweise einsetzt. Die Standardtherapie des metastasierten Prostatakarzinoms ist derzeit sicher noch immer die Orchiektomie. Man sucht jedoch patientenbezogen individuell nach Alternativen. Eine dieser Alternativen, wahrscheinlich die beste und die am besten geprüfte, sind die LHRH-Analoga. Als Dauertherapie hat das LHRH-Analogon beim metastasierten Prostatakarzinom bereits seinen Platz eingenommen, wobei derzeit die Frage noch offen ist, ob die Kombination mit einem Antiandrogen in Form der sogenannten kompletten Androgenblockade, wie von einigen Gruppen gefordert, bei jedem Patienten einzusetzen ist. Wir wissen jedoch bereits, daß eine Subpopulation von Patienten mit metastasiertem Prostatakarzinom im Sinne von längerem Intervall bis zur Tumorprogression und mit einem längeren Überleben profitieren.

Die komplette Androgenblockade ist auch dann sinnvoll einzusetzen, wenn wir eine sofortige und maximale Wirkung erwarten. Das ergibt sich aus den Hormonuntersuchungen, die zeigten, daß LHRH-Analoga etwa 20–30 Tage benötigen, um das Serum-Testosteron in jenen Bereich zu bringen, den wir durch die Orchiektomie sofort erzielen.

Als temporäre Maßnahme kann man das LHRH-Analogon z. B. präoperativ bei der radikalen Prostatektomie zur Verkleinerung des zu entfernenden Organs einsetzen. Diese präoperative Therapie verringert möglicherweise die Morbidität, d. h. geringerer Blutverlust, bessere Kontinenz etc.

Interessant ist auch der Aspekt, daß man LHRH-Analoga bei Hodentumorpatienten zum Schutz der Fertilität vor Beginn der Chemotherapie bereits eingesetzt hat. Diese Indikation muß jedoch noch durch weitere Studien abgesichert werden.

Die Stellung der LHRH-Analoga in der Behandlung des metastasierten Prostatakarzinoms ist klar definiert. Die Entwicklung hat mit dem Nasenspray angefangen und sich über die Tagesspritze bis zur Monatsspritze, wie hier vorgestellt, fortgesetzt. Sie wird sicher in die Richtung 3-Monatsspritze und eventuell Jahresspritze weitergehen. Also Entwicklungen, denen wir positiv entgegensehen.